CÓMO CURA EL AJO

Dr. Josep Lluís Berdonces

CÓMO CURA EL AJO

Autor: Josep Lluís Berdonces

© 1996, Josep Lluís Berdonces
© 1996, 1997, 2006 Oasis Producciones Grales.
de Comunicación, S.L.
© de esta edición: 2006, RBA Libros, S.A.
Pérez Galdós, 36 - 08012 Barcelona
rba-libros@rba.es / www.rbalibros.com

Primera edición de bolsillo: septiembre 2006

REF.: OBOL045 / ISBN: 84-7871-602-5
DEPÓSITO LEGAL: B.36.836-2006
Composición: Manuel Rodríguez
Impreso por Cayfosa-Quebecor (Barcelona)

ÍNDICE

El ajo

El ajo es un alimento universalmente conocido, pero también una planta con potentes e importantes efectos medicinales. Se podría decir que, si no se tratase de una hortaliza tan extendida, lo más probable es que hoy en día fuera un medicamento de uso común en cualquier ambulatorio de la Seguridad Social. Sin embargo, la situación dista mucho de ser así: su inconfundible y penetrante olor, considerado por mucha gente como altamente desagradable, hace que sea un alimento rechazado o, como mínimo, visto con una cierta prevención por parte de los potenciales pacientes y de los médicos o terapeutas que lo han de prescribir.

Como veremos, esta dicotomía entre rechazo y adoración no es un fenómeno nuevo en la historia de la humanidad, ya que hace milenios que el ajo se mueve en esta paradójica ambivalencia. Sin embargo, en esta época moderna de investigación los estudios científicos empiezan a ser abrumadores en favor del ajo. Existen miles de artículos que han relacionado el ajo con efectos determinados sobre la salud, muy especialmente en el tratamiento de las enfermedades cardiovasculares (infarto, colesterol, angina de pecho), verdaderas plagas de la sociedad moderna. De ahí que el ajo se puede convertir, en un plazo más o menos cercano, en una verdadera panacea para su tratamiento, si se entiende la panacea no como el remedio universal, sino como el remedio sin efectos tóxicos de importancia. Curiosamente, uno de los primeros medicamentos utilizados por la cultura humana, el ajo, puede constituirse, tras una época de olvido, en una de las grandes alternativas a la farmacopea actual.

DENOMINACIONES

NOMBRE BOTÁNICO O DE ESPECIE: *Allium sativum L.*
NOMBRE FARMACÉUTICO: *Bulbus alli sativi*
FAMILIA: liliáceas
GÉNERO: aliáceas
PARTE UTILIZADA: bulbo

CASTELLANO: ajo
CATALÁN: all
VASCO: beratz, baratxuri
GALLEGO Y PORTUGUÉS: alho
FRANCÉS: ail
INGLÉS: garlic, ramson
ALEMÁN: Knoblauch
ITALIANO: aglio
HOLANDÉS: knoflook, look
CHINO MANDARÍN: da suan
JAPONÉS: taisan
HINDÚ: lasan
HEBREO: sum
SÁNSCRITO: lasuna, ugragandha
PERSA: sir

Hábitat

No se conoce a ciencia cierta el lugar de origen del ajo, debido principalmente a que el uso de esta planta es antiquísimo, y su diseminación como planta silvestre y de cultivo se produjo hace milenios. No obstante, se acepta lo que escribió el famoso botánico De Candolle en su libro *Origen de las plantas cultivadas,* quien nos dice que el ajo es una planta originaria de Asia Central, posiblemente de la Kirguisia, en el suroeste de Siberia, y que está naturalizada en toda la cuenca mediterránea, donde se cultiva desde épocas muy remotas, habiéndose extendido a la mayoría de zonas templadas del planeta.

Aun así, el origen verdadero del ajo se desconoce a ciencia cierta, aunque Kirguisia sea posiblemente la única zona de nuestro planeta en la cual el ajo crece de forma espontánea pese a no haber sido cultivado en épocas anteriores.

Otra de las razones que lleva a decantarse por dicho emplazamiento es la dispersión que ha experimentado el ajo, tanto en la gastronomía como en la utilización medicinal, hacia las grandes culturas que rodean esta remota área de Asia Central: hacia el este, el imperio chino; hacia el sur, la cultura hindú; y hacia el oeste, las culturas árabe y europea, civilizaciones todas ellas que conocen este bulbo desde los albores de su historia.

Los aliáceos son un género botánico perteneciente a la familia de las liliáceas, plantas monocotiledóneas que abarcan numerosísimas especies y variedades. Entre los «familiares» más o menos cercanos del ajo común tenemos las cebollas *(Allium cepa)*, el cebollino *(Allium schoenophrasum)*, el puerro *(Allium porrum)*, el ajo de oso *(Allium ursinum)* y muchos otros.

Características

El ajo *(Allium sativum)* es una planta herbácea de la familia de las liliáceas, de unos 20 a 40 cm de altura por término medio, vivaz, debido a su bulbo, denominado también «cabeza».

El bulbo es compuesto y subesférico con aproximadamente una decena de bulbillos, denominados «dientes», envueltos en una membrana que cuando se seca es blanca y sedosa o en otras ocasiones de color purpúreo o escarlata.

Toda la cabeza se halla envuelta por una nueva membrana del mismo tipo que la anterior, que la engloba como si se tratara de un saco. Los dientes, en número aproximado de ocho, se disponen circularmente alrededor del tallo radicular central.

El tallo tiene de 20 a 40 cm de altura, con forma cilíndrica y hojas lineales que lo rodean por su mitad inferior.

Las hojas son largas, estrechas, envolventes, agudas, glaucas, planas y acanaladas por el envés o parte dorsal.

Las flores son blancas o rosadas, y forman una umbela o cabeza floral globulosa en el extremo del tallo, la cual se cierra antes de la floración en una especie de cápsula membranosa con una punta muy larga.

Es una planta vivaz, por su bulbo que germina pasado el invierno. Los dientes de ajo se plantan desde octubre hasta abril, aunque preferentemente deben plantarse en otoño, y se recogen en primavera o al empezar el verano.

La parte medicinal es el bulbo del ajo, aunque en ciertas ocasiones también se han utilizado las hojas del ajo fresco y la piel blanca que recubre los bulbos.

Cultivo

El cultivo del ajo es casi tan antiguo como la historia de la agricultura, y para ello citaremos al famoso historiador Plinio, quien en su *Historia Naturalis* (XIX, 34) comenta que para que el ajo no se convierta en una hierba hay que doblar el tallo y cubrirlo con tierra, mientras que para que no produzca semillas basta con retorcer el tallo.

El terreno de cultivo para el ajo exige unas condiciones similares a las de la cebolla; el suelo debe ser soleado, rico en materia orgánica y especialmente en fósforo, siendo las sales ricas en ese elemento y el estiércol los mejores abonos que puede tener.

Las labores deben comenzar unos seis meses antes de la plantación y deben dejar el terreno mullido y esponjoso en profundidad. Consistirán en una labor de arado profunda (30-35 cm) seguida de 2 ó 3 rastreadas cruzadas. Con esta primera labor se enterrarán los abonos orgánicos.

Plantación

No se plantan semillas sino bulbillos o dientes de ajo. Hay que sembrar —preferentemente cuando la luna está en fase menguante, según las antiguas tradiciones y los estudios de la agricultura biodinámica— las cabezas con la punta hacia arriba.

Cuando se siembran boca abajo, muchas veces se desarrollan malformadas.

La plantación se suele realizar en octubre o noviembre, aunque a veces se realizan siembras tardías a finales de diciembre y principios de enero. Como curiosidad, hay que señalar que existe un refrán que dice «tantos ajos pierde el ajero como días tiene enero», haciendo referencia al hecho de que, una vez pasado enero, los ajos ya no medran. El cultivo se lleva a cabo en platabandas o en caballones.

- *Platabandas.* Este método es apropiado para grandes cultivos y para aquellas zonas donde existan dificultades para practicar riegos (zonas de secano). Se realizan con una anchura de 2-3 m y una separación de 0,7-1 m. La plantación se lleva a cabo en hoyos abiertos, dejando 30 cm entre líneas y 20-25 cm entre plantas de una misma línea.
- *Caballones.* Es el sistema más empleado y el más adecuado para cultivar ajos en lugares con problemas de suministro de agua. Los caballones pueden construirse con arados de vertedera alta o con azadones. El ancho de los surcos será de 50 cm y los bulbillos se plantarán a 20 cm entre sí y a 20-25 cm entre líneas. La profundidad a la que se planten dependerá del tamaño del bulbillo, aunque suele ser de 2-3 cm o 4 a lo sumo.

También puede cultivarse en arriates, bordeando los cuadros de cultivos hortícolas, colocados en filas distanciados a 12 cm.

Existe la costumbre en nuestro país de añadir una moderada cantidad de cenizas a las plantaciones de ajo (cuando ya están medio crecidos), las cuales alcalinizan el terreno al gusto de la planta.

En ningún caso deben plantarse ajos detrás de ajos, cebollas o cualquier especie perteneciente a la familia *Liliaceae*. Tampoco es recomendable cultivar ajos después de remolacha, alfalfa, guisantes, judías, habas, espinacas, ni después de arrancar una viña o una plantación de frutales. Los cultivos precedentes al ajo que se consideran más adecuados son: trigo, cebada, colza, patata, lechuga, col y pimiento.

El ajo es un cultivo que por sus características morfológicas cubre poco el terreno y, por tanto, ofrece cierta facilidad al desarrollo de malas hierbas y la evaporación. Es de suma importancia mantener el cultivo limpio de malas hierbas mediante las escardas oportunas, preferentemente manuales.

El riego no es necesario y en la mayoría de los casos puede considerarse perjudicial, salvo en inviernos y primaveras muy secas y terrenos muy sueltos.

Los riegos suelen realizarse por aspersión o por gravedad. Las necesidades desde la brotación hasta el inicio de la bulbificación son las menores y suelen estar suficientemente cubiertas por las lluvias. Las necesidades más importantes de agua se producen durante la formación del bulbo.

Durante el periodo de maduración del bulbo, las necesidades de agua van decreciendo, hasta que dos semanas antes de la recolección se hacen nulas.

En las plantaciones de otoño son necesarios 8 meses para llegar a la cosecha y 4 meses o 4 meses y medio en las plantaciones de primavera. La humedad del terreno en contacto con las cabezas ya maduras provoca en las túnicas externas ennegrecimientos y podredumbres, ocasionados por la acción de hongos saprófitos, que a veces deterioran la calidad de la cosecha.

Cuidado

Hay que regar las plantas una vez por semana durante condiciones de sequía, preferiblemente de noche para mejorar el rendimiento del agua y evitar la aparición de hongos. Hay que dejar de regar a finales de julio para permitir que el follaje se torne amarillo y muera antes de la cosecha. Igual que la cebolla, el ajo tiene un sistema de raíces poco profundo. Las hierbas indeseadas se deben quitar con cuidado para no arrancar los bulbos de ajo.

Cosecha

El momento justo de la cosecha corresponde a la completa desecación de las hojas, realizando el arranque de las cabezas con buen tiempo. Adelantar en exceso el momento de la recolección produce una disminución de la cosecha y pérdida de calidad.

En terrenos sueltos los bulbos se desentierran tirando de las hojas, mientras que en terrenos compactos es conveniente usar palas de punta o legones. Actualmente se cosecha de forma mecánica con cosechadoras atadoras de manojos.

Las plantas arrancadas se dejan en el terreno durante 4-5 días (siempre que el clima lo permita) y posteriormente se trasladan en carretillas a los almacenes de clasificación y enristrado. A medida que se vayan recogiendo los bulbos, se deberá limpiar la tierra que tengan adherida.

Una vez que los bulbos están limpios, se seleccionan y se clasifican por calibres. Después se envasan en cajas de madera o de cartón de 10 kg o bien en bolsas o sacos de malla (desde 0,5 a 20 kg según los gustos del cliente) y finalmente se etiquetan de acuerdo con la normativa vigente.

El enristrado se realiza una vez que los ajos están secos y limpios de tierra. Se arrancan las hojas más exteriores, y con auxilio de las hojas restantes se trenzan las cabezas en cadena para facilitar su suspensión en un local seco y ventilado, donde acabarán por perder la humedad que aún pudieran alojar.

Una vez recogido, el ajo pierde la mitad de su peso en el proceso de secado, pero su olor y sabor se mantienen intactos durante largo tiempo (hasta un par de años) si se conservan en un lugar fresco y seco, aunque no se recomienda conservarlos más de nueve meses después de su recogida, ya que entonces empiezan a perder gran parte de sus propiedades.

Se ha comentado, en el campo de la agricultura ecológica, que cultivar ajos en el huerto evita la aparición de los molestos insectos que parasitan las plantas y pueden echar a perder una buena cosecha. Lo cierto es que en el huerto que hay ajos se volatilizan algunas de las sustancias odoríferas del ajo, lo cual permite, si no matar, sí mantener a raya a las hormigas, pulgones y otros insectos, aunque el ajo en sí no pueda considerarse un insecticida, sino más bien un repelente.

Métodos ecológicos

En el cultivo convencional a gran escala del ajo se utilizan un buen número de productos químicos artificiales para abonar la tierra y para prevenir o cambiar las plagas de hongos e insectos, que no son inocuos. Los plaguicidas pueden producir intoxicaciones graves en los agricultores y trastornos en los consumidores debido a la ingesta de los residuos que están presentes en el ajo comercializado. Es contradictorio buscar los beneficios para la salud del ajo y consumir bulbos que pueden estar contaminados. Los riesgos se eliminan con la producción ecológica, basada en el respeto al medio ambiente y la salud.

FISIOLOGÍA DEL DESARROLLO DEL AJO

La cabeza de ajo está formada por los dientes que, una vez plantados en condiciones adecuadas, darán lugar a nuevas plantas.

Un diente de ajo está constituido por un resto de tallo, una hoja protectora que lo envuelve y una hoja transformada en alma-

---

cén de reservas nutritivas, en cuyo interior, en la base del diente donde se encuentra el resto del tallo, se halla la yema terminal que dará lugar a la nueva planta.

Periodo de dormancia: cuando se cosecha el ajo, esta yema terminal reducida a un pequeño abultamiento de menos de un milímetro de diámetro se aletarga. Los dientes entran en un estado de dormancia durante un periodo de tiempo variable en función de la variedad o ecotipo y de las condiciones en que se conservan estos dientes.

Brotación: pasados unos meses (entre 3 y 5 según el tipo de ajo y las condiciones de conservación de la semilla), en el diente, incluso sin plantar, se inicia la actividad de la yema terminal, alargándose en dirección a la punta, al ápice del diente.

La primera hoja que emerge es una protección de las hojitas que darán lugar a la nueva planta y las acompaña hasta romper la costra del terreno, y queda como una funda, sin desplegar el limbo. Durante este tiempo la plantita toma el alimento que precisa de las sustancias nutritivas del propio diente y comienza a emitir las raicillas.

La plantación debe realizarse cuando el brote alcanza un 50% de la longitud del diente; en todo caso, siempre antes de que el brote asome por el ápice del diente.

Crecimiento vegetativo: después de la brotación se van desarrollando las raíces y las hojas de la planta que servirán para transformar las extracciones nutritivas del suelo en tejidos vegetales. Este periodo termina cuando comienza la formación del bulbo. El crecimiento vegetativo se desarrolla en un espacio de tiempo variable, alrededor de 100 a 150 días según las condiciones de conservación de la semilla y las técnicas de cultivo que se apliquen, característico para cada variedad o ecotipo y muy directamente influido por las condiciones de fotoperiodo, temperatura y humedad.

Bulbificación: es la fase del desarrollo de la planta en que se forma el bulbo. El comienzo de la bulbificación se produce cuando se alcanzan unas condiciones determinadas de temperatura, humedad y fotoperiodo, aplicando técnicas de cultivo convencionales, definidas para cada variedad y ecotipo en un área geográfica determinada. Puede modificarse sometiendo la semilla a condiciones especiales de temperatura o fotoperiodo.

Floración: en condiciones normales de cultivo, las variedades y ecotipos morados (o rojos), chino, gigantes y otros producen tallo floral y flores, generalmente estériles. Las variedades y ecotipos blancos y rosas no desarrollan tallo floral, en condiciones normales de cultivo.

Maduración: en condiciones normales de cultivo, las plantas, a los 25-30 días de la floración, llegan a formar la cabeza, con los dientes bien marcados y las hojas de la mitad inferior de las plantas marchitas, y el pseudotallo adquiere una consistencia flácida. En este momento se llega a la maduración de la cabeza de ajo, que se podrá sacar unos días después.

AVALES DE LA PRODUCCIÓN ECOLÓGICA

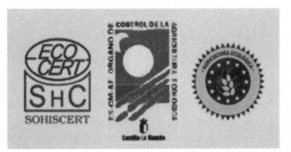

Especies y variedades

Se conocen muchas especies de ajo: el ajo acuático, llamado también «junco florido» *(Butomus umbellatus)*, perteneciente a las butomáceas; el ajo blanco *(Allium neapolitanum)*, con flores ornamentales blancas; el ajo de oso *(Allium ursinum)*, rico en aceite etéreo, usado en medicina popular, que vive en los bosques frescos; el ajo pardo *(Allium scorodoprasum)*, cuyos bulbillos se usan como la escaluña y, si se plantan en tierra, dan un bulbo azucarado y aromático parecido a la cebolla. Los dos últimos se emplean como condimento en ensaladas, platos de verdura, salsas, sopas y quesos frescos.

Aunque existen más de 300 variedades de ajo en todo el mundo, la casi exclusiva multiplicación por bulbillos confiere al ajo una gran estabilidad de caracteres, lo cual explica el número limitado de variedades botánicas cultivadas, siendo la «blanca» o «común» la que prevalece en todos los países. Los principales grupos varietales son:

- *Ajos blancos.* Son rústicos, de buena productividad y conservación prolongada. Suelen sembrarse en otoño. Los dientes son gruesos y carnosos y se consumen principalmente secos.
- *Ajos rosados.* Poseen las túnicas envolventes de color rojizo. Se plantan en primavera y suelen presentar un número ma-

yor de dientes, aunque de menor tamaño. No se conservan muy bien.

- *Ajo tailandés.* Conocido como «head garlic». Las plantas crecen tan juntas que impiden el desarrollo del típico bulbo formado por varios dientes, por lo que el ajo es pequeño. En Tailandia, estos pequeños bulbos se consumen crudos o bien se añaden a los adobos picantes o a las gambas fritas. Sin embargo, resultan prácticamente desconocidos en Europa.
- *Ajete o ajo tierno.* Éste es el tipo de ajos que se cultiva en cualquier época del año, se utiliza mucho para elaborar tortillas y revueltos. Su composición es similar a la del ajo, pero menos concentrado en nutrientes y otras sustancias por su mayor contenido de agua.

Existen otras variedades de menor importancia, pero una de reciente introducción (desde 1990), el ecotipo chino, está desplazando al rosado.

De cuello duro o blando

Una clasificación de las variedades de ajo se basa en distinguir si son de «cuello duro» o «cuello blando».

Las variedades cuello duro *(Allium sativum var. ophioscorodon)* producen un tallo con flores (técnicamente un escapo) y se reconocen por los bulbillos o hijuelos que brotan. Las flores, si es que se producen, usualmente se mueren. Los bulbillos (hijuelos) se forman en la parte superior del escapo. Los tallos de algunas variedades de ajo de cuello duro son torcidos y enrollados de una manera distinta. Estas variedades se denominan rocombole o serpentina. Por lo general, las variedades de ajo de cuello duro tienen de cuatro a doce dientes que envuelven el tallo. Debido al cuello duro del tallo, son difíciles de trenzar y se comercializan en manojos. Otra desventaja de las variedades de cuello duro es que no se almacenan bien, y empiezan a formar raíces o a secarse unos meses después de la cosecha.

Las variedades de cuello blando *(Allium sativum var. sativum)* a veces se conocen como variedades de alcachofa y no producen hijuelos. Estas variedades son las de más éxito comercial. Las variedades de cuello blando generalmente rinden mejor que las variedades de cuello duro porque toda la energía se utiliza para producir la cabeza y no los hijuelos. Las cabezas tienen entre 10 y 40 dientes que se acomodan en capas. El ajo de cuello blando tiende a tener una vida en anaquel más larga que las variedades de cuello duro y, por lo general, se puede almacenar de 6 a 8 meses sin deteriorarse significativamente. También son fáciles de trenzar.

Las variedades elefante, porcelana o grancabeza *(Allium ampeloprasum)* están más emparentadas con la familia del puerro que con la del ajo. Esta variedad elefante produce un bulbo más grande que el ajo normal. También se almacena bien. El sabor de la variedad elefante es más suave que el del ajo verdadero, pero en climas fríos puede desarrollar un sabor más fuerte o amargo.

Algunas variedades comerciales de ajo en España

Existen más de 50 variedades comerciales de ajo inscritas en el Registro Europeo de Variedades de Ajo, y 18 en España. Dos de las principales variedades de ajo son el tipo italiano, de sabor suave, cabeza grande y blanca, formada por aproximadamente 15 dientes, y el tipo español, de menor tamaño, color violáceo y sabor más intenso. De menor tamaño que el italiano, pero también de sabor suave y textura esponjosa, es el denominado ajo elefante de Tahití. Algunas variedades que se hallan en los comercios son las siguientes:

Blanco común
Blanco de Chinchón
Amarillo de Salamanca
Canario
Rojo de Provenza
Redondo del Lemosín
Rosa temprano
Morado de las Pedroñeras
Thermidrone
Fructidor
Rosa de Italia

Producción española

El cultivo del ajo en España genera una producción bruta potencial de más de 240 millones de euros y requiere alrededor de 1.500.000 jornales al año. A esto hay que añadir la riqueza que crea en su entorno, como consecuencia de la adquisición de suministros, transportes, trabajos auxiliares y servicios complementarios.

Se cultivan anualmente unas 24.000 hectáreas de ajo, que producen alrededor de 210.000 toneladas de bulbos. Estas cifras colocan a España como el primer país europeo productor de ajos (31% de la superficie y 37% de la producción total europea) y el quinto productor mundial.

La comunidad autónoma de Castilla-La Mancha es la cuna del ajo por excelencia. 6.500 familias manchegas de las provincias de Cuenca y Albacete producen el 44% de los ajos españoles.

Destaca sobre todos el ecotipo denominado «ajo morado de las Pedroñeras», que ocupa 6.000 hectáreas. Esta planta madura del 15 al 30 de junio o del 1 de julio en adelante. El bulbo está compuesto de 8-10 dientes de color morado y protegidos por una túnica de color blanco. Presenta un olor fuerte y un gusto picante y estimulante.

RANKING DE LA PRODUCCIÓN MUNDIAL DE AJOS	
País	**Producción de ajos año 2002** *(toneladas)*
China	8.694.066
India	496.800
Estados Unidos	256.280
Egipto	215.420
Federación Rusa	198.000
España*	177.000
Ucrania	135.000
Argentina	126.178
Tailandia	126.000
Brasil	113.459
Turquía	110.000
Rep. Pop. Dem. Corea	85.000
Myanmar	82.187
Rumania	75.000
Irán	70.000
Perú	62.936
Pakistán	56.500
Indonesia	56.000
Bangladesh	41.000
Argelia	33.500
Italia	32.018
Francia	31.058
Bulgaria	30.000
Serbia y Montenegro	28.902
Siria, República Árabe	26.707
Uzbekistán	25.000
Chile	22.000

Fuente: FAO

* Tres años más tarde la producción española alcanzó las 210.000 toneladas y el país subió al quinto puesto en el *ranking* mundial.

Componentes principales

Un diente de ajo nos provee sólo de siete calorías de energía, teniendo además 31 mg de proteínas, 1,4 mg de calcio y cantidades nada despreciables de fósforo, hierro, sodio, potasio y vitaminas B1, B2, B3 y C. El ajo contiene una elevada cantidad (del 15% de la planta fresca, hasta el 75% de la seca) de azúcares reducidos y fructosanos. Aun así, y tal como decían los botanistas antiguos, el ajo «tiene poco nutrimento» debido especialmente a que se consume en cantidades pequeñas. A principios de siglo, sin embargo, se tenía otra opinión del ajo, ya que se pensaba que la mayor parte de sus virtudes medicinales eran debidas a su contenido en vitaminas A, B1, B2 y C, cosa que hoy en día se ha descartado, ya que, aunque el ajo las contiene, éstas no están en cantidad suficiente como para explicar sus efectos medicinales.

El estudio científico de los principios activos o medicinales del ajo se debe inicialmente al alemán Wertheim, quien en 1844 extrajo de los ajos un aceite de olor nauseabundo mediante una corriente de vapor de agua. Fue este químico quien propuso el nombre de *alilo* para designar a una gran cantidad de derivados del *Allium*.

El aceite esencial (que supone del 0,1 al 0,4% del peso del ajo) se obtiene por destilación de los bulbos machacados. Se trata de un compuesto de olor y sabor muy desagradables, transparente, aunque de color amarillo, pardo o marronáceo, si bien después de someterlo a la purificación es absolutamente transparente, límpido y sin color alguno. Cuando se somete a una temperatura fresca este aceite se vuelve semisólido, formando finos cristales. El Dr. Semmler aisló del aceite esencial de ajo cuatro fracciones, mediante la ebullición de éste a 150 °C, que son las siguientes:

- bisulfuro de alilo (60%), fracción que presenta el típico olor del ajo y que si se somete a purificación resulta absolutamente incolora;
- trisulfuro de alilo (20%), fracción con un punto de ebullición entre 120 y 122 °C;
- tetrasulfuro de alilo y otros polisulfuros (10,5%), se trata de una fracción más inestable que las otras y que se degrada con facilidad;
- bisulfuro de alilpropilo (6%), fracción que conserva un olor que se parece más al de la cebolla que al propio del ajo y que se precipita con cloruro de mercurio.

ESTRUCTURA QUÍMICA DE ALGUNOS PRINCIPIOS SULFURADOS DEL AJO
CH2 = CH - CH2 = S - S - CH2 - CH2 - CH3   Bisulfuro de alilpropilo
CH2 = CH - CH2 - S - S - CH2 = CH = CH2   Bisulfuro de alilo
CH2 = CH - CH2 - S - S - S - CH2 - CH = CH2   Trisulfuro de alilo
CH2=CH - CH2 - S - S - S - S - CH2 - CH = CH2   Tetrasulfuro de alilo

COMPOSICIÓN DEL AJO (por 100 gramos)	
Valor energético Kilocalorías	149
Principios inmediatos Hidratos de carbono Proteínas Grasas Agua	33 g 6,36 g 0,1 a 2 g 59% (varía en función de la frescura del ajo)
Vitaminas Vitamina A Vitamina B_1 (tianina) Vitamina B_2 (riboflavina) Vitamina B_3 (niacina) Nicotinamida Vitamina C (ácido ascórbico)	Indicios 0,2 mg 0,11 mg 0,7 0-5 mg 31,2 mg
Ácido fólico	3 µg
Minerales Calcio Fósforo Hierro Sodio Potasio	181 mg 153-200 mg 1,7 mg 17 mg 401 mg
Oligoelementos y otras sustancias Selenio Manganeso Cobre Cinc Yodo Níquel Ácido salicílico	14,2 µg 1.670 µg 290 µg 1.160 µg 3 µg 10 µg 8 µg
Principios activos Aceite esencial Bisulfuro de alilo Trisulfuro de alilo Tetrasulfuro de alilo Bisulfuro de alilpropilo Aliína Alicina	1-4 g 0,6-2,5 g 0,2-0,8 g 0,1-0,4 g 0,06-0,2 g 240 mg Variable por su inestabilidad

Fuente: Base de Datos de Nutrientes del Departamento de Agricultura de Estados Unidos (USDA).

Posteriormente, Zwergal aisló otras sustancias similares a partir del aceite esencial de ajo; sustancias como alilvinilsulfóxido, polisulfuros alquílicos y sulfuro de divinilo, sustancias todas ellas también con un alto poder bactericida.

Aunque en menor cantidad o con menor interés terapéutico, en el ajo se han encontrado otras sustancias como isosulfocianato de alilo, un glicósido sulfurado denominado escoldinina A, y su éster fosfórico denominado escoldinina B, sustancias con actividad hormonal, ácido nicotínico, biotina, pectinas, etc.

Contiene además vitaminas A, B y C, así como diversas sustancias con efectos hormonales masculinos y femeninos.

Los principios con propiedades antibióticas son la garlicina y la alisina. El bulbo seco contiene hasta un 60% de agua.

Los principios medicamentosos del ajo son esencialmente los compuestos a base de azufre, de los cuales se han hallado más de 75 diferentes hasta el momento. Entre todos ellos quizá los más interesantes son la aliína, el dialilsulfuro, la metionina, el ácido cisteico y el sulfóxido de alilo.

El ajo contiene alicina, citral, geraniol, linalol, felandreno y sulfóxido de S-metil-L-cisteína.

El ajo contiene además la enzima aliinasa, que transforma la aliína en alicina, la cual, en contacto con el aire, le confiere su característico olor penetrante.

Las semillas también contienen un aceite aromático, de composición parecida, ya que es rico en sulfuros orgánicos y vitaminas, yodo y ácido salicílico. Sin embargo, la utilización medicinal del aceite esencial de las semillas de ajo es prácticamente nula, debido a que su elaboración resulta más dificultosa y, por ello, su precio mucho más caro.

La alicina

Como hemos comentado, se atribuyen a la alicina la mayor parte de los efectos terapéuticos del ajo. No es la única sustancia activa entre las que caracterizan a este bulbo, pero entre todas las que contiene posiblemente sea la más eficaz, especialmente como antibiótico bactericida. Esta sustancia parece que previene el crecimiento de hongos que destruirían la capacidad germinativa del diente de ajo.

El doctor Arthur Stoll, médico suizo ganador del Premio Nobel, descubrió en la década de 1940 la aliína, la «sustancia madre» del principio activo más potente del ajo, la alicina. Ésta fue descubierta en 1944 por el investigador Chester Cavallito, del laboratorio Sterling Winthrop de Nueva York; no está presente en el ajo en su forma natural, sino que aparece cuando la aliína entra en contacto con la aliinasa. En Rusia aún se la puede encontrar en algunas farmacias, junto a los antibióticos, con el nombre de «penicilina rusa».

La aliína y la aliinasa están presentes en compartimentos separados de la célula vegetal, por lo que deben entrar en contacto para que se produzca la alicina, lo cual se consigue simplemente triturando el ajo. De ese modo se ponen en marcha los mecanismos de modificación bacteriana y enzimática que provocan indirectamente el intenso olor a ajo, si bien éste no se debe sólo a la alicina. Recientes investigaciones han puesto en evidencia otros precursores, como cicloaliínas y metilaliínas, que en su descomposición producen trisulfuro de metilalilo.

La alicina es un antibiótico muy potente, que se ha demostrado capaz de matar muchos microorganismos incluso a diluciones superiores a una parte entre mil. Además de ello, el uso del ajo a largo plazo no comporta los típicos problemas de destrucción de la flora benéfica que presentan otros antibióticos de tipo sintético.

PROCESO DE TRANSFORMACIÓN DE LA ALIÍNA EN ALICINA		
H_2O		destilación
aliína ———————————— alicina	———————	bisulfuro de alilo
aliinasa		y otros sulfuros

El típico olor del ajo se produce cuando la enzima aliinasa convierte la aliína en alicina. La alicina ya no está presente en el aceite obtenido por destilación, pues dicho proceso convierte la aliína en bisulfuro de alilo y otros bisulfuros. El esquema de dicha transformación se indica en la tabla anterior.

Como podemos ver, el proceso de degradación del ajo comienza en el mismo momento en que éste entra en contacto con el oxígeno del aire, al mezclarse la aliína y la aliinasa (entre otras sustancias). Por ello es difícil establecer una acción definida, ya que la concentración en los principios activos de mayor interés (como por ejemplo la alicina) puede variar enormemente según el tipo de preparación que se realice. De ahí la importancia de consumir el ajo o bien en su estado natural (sin lugar a dudas la mejor preparación medicinal) o bien en alguno de los diferentes preparados farmacéuticos que existen.

Otros productos de la degradación intermedia de la aliína son los ácidos alilsulfínico y alfaaminoacrílico; mientras que como productos finales tenemos el ácido pirúvico, el amoniaco y los bisulfuros de alilo.

Sin embargo, es un error pensar que el único principio activo con actividad bactericida o medicamentosa es la aliína. El ajo, al igual que la mayoría de las plantas medicinales, contiene una gran cantidad de sustancias de composición química similar y con acción medicamentosa parecida. Entre las sustancias con acción bactericida presentes en el ajo, además de la alicina, encontramos las alisatinas I y II, y la garlicina, sustancias cuya fórmula química aún no se conoce con exactitud.

Cuando la alicina se somete al calor, se destruye y se degrada en otros componentes; además, el proceso de transformación de aliína en alicina se ve entorpecido por la desnaturalización y pérdida de propiedades que sufre la aliinasa, que como todas las enzimas es una proteína. Por ello, tanto los extractos o preparaciones de ajo realizados con calor como los guisos que lo incluyen no contienen esta sustancia, pero sí contienen aliína.

Otros componentes

Existen otras sustancias que se encuentran en la composición del ajo en cantidades significativas y cuyas propiedades son bien conocidas. Algunas son fitoquímicas —sustancias químicas vegetales— con efectos beneficiosos para la salud y otras son nutrientes.

Fitoquímicos

- *Betacaroteno*. Los carotenos son pigmentos de color naranja importantes en el proceso de fotosíntesis. El beta-caroteno es una de las dos formas primarias, y después de ser ingerido es acumulado en el hígado, donde es transformado cuando resulta necesario en vitamina A, esencial para la salud de los ojos, las mucosas y la piel. Tiene actividad antioxidante, es decir, combate los efectos dañinos de los radicales libres en el organismo.
- *Ácido cafeico*. Es un ácido carboxílico que se encuentra en la mayoría de frutas y hortalizas, a menudo en formas conjugadas, como el ácido clorogénico. A pesar de su nombre, no tiene ninguna relación con la cafeína. Estudios recientes han sugerido que puede tener efectos cancerígenos. Sin embargo, en las dosis y la forma en que se encuentra en el ajo es inocuo o beneficioso.
- *Ácido clorogénico*. Se trata de un compuesto antioxidante que también reduce la liberación de glucosa en la sangre des-

pués de una comida. Así previene la resistencia insulínica y la diabetes. Además, inhibe la acción de agentes promotores del cáncer, tiene efecto antibacteriano y antivírico.

- *Ácido ferúlico.* Tiene efectos beneficiosos significativos sobre la salud gracias a sus propiedades antioxidantes y anticancerígenas, especialmente contra los tumores de pecho e hígado. También se encuentra en los cereales integrales, las manzanas, las alcachofas, las naranjas, las piñas y los cacahuetes. Se utiliza en la fabricación de sustancias aromáticas como la vainillina.

- *Geraniol.* Es un componente aromático del aceite esencial que se utiliza frecuentemente para aromatizar productos de higiene y belleza. Alternativamente, se emplea en la elaboración de repelentes contra insectos.

- *Camferol.* Es un flavonoide cristalino de color amarillento. Se trata de un potente antioxidante que previene el daño oxidativo en las células. Previene la arterioesclerosis e inhibe la formación de células cancerígenas, especialmente cuando se encuentra en el sistema digestivo con otro flavonoide, la quercetina.

- *Linalool.* Es un alcohol terpénico con muchas aplicaciones comerciales, la mayoría de las cuales tienen relación con su aroma agradable (floral, con un nota especiada). También se utiliza en la producción artificial de vitamina E. Se encuentra naturalmente en muchas flores y plantas.

- *Ácido oleanólico.* Posee una potente actividad antibiótica y anticancerígena. Se ha demostrado que es capaz de eliminar dos bacterias que causan la placa dental, así como otros microorganismos. En cuanto al efecto cancerígeno, ha mostrado actividad contra al menos seis tipos de tumores.

- *Ácido paracumárico.* Los ácidos cumáricos son compuestos orgánicos, derivados hidrogenados del ácido cinnámico. El paracumárico es el más abundante en la naturaleza y se encuentra además de en los ajos en los tomates y las zanahorias. Su efecto es antioxidante y se cree que puede reducir el riesgo de desarrollar cáncer de estómago inhibiendo la formación de las cancerígenas nitrosaminas.

- *Floroglucinol*. Se trata de un compuesto fenólico que relaja la fibra muscular y que ejerce una acción antibiótica.
- *Ácido fítico*. Este componente de la fibra del ajo, también llamado inositol hexafosfato o fitato, ha tenido mala fama porque dificulta la asimilación del calcio, el magnesio, el hierro y el cinc. Sin embargo, en los últimos años se ha fijado más la atención en su aspecto positivo: es un potente anticancerígeno porque arrastra y facilita la expulsión de agentes que favorecen la aparición de cáncer de colon. Este efecto positivo sólo se puede esperar del ajo cuando éste se ha cocinado bien, lo que permite su liberación. Se utiliza como aditivo conservante (E-391).
- *Quercetina*. Es uno de los flavonoides más activos que existen. Ha demostrado un importante efecto antiinflamatorio al inhibir la producción y la liberación de histamina (esta sustancia corporal es la que causa buena parte de los síntomas de alergia, por eso ésta se combate con antihistamínicos). Por tanto, es un remedio natural contra las alergias. Además, posee efecto antioxidante y favorece la acción de la vitamina C. También es anticancerígena y previene la prostatitis, las enfermedades cardiacas, las cataratas y problemas respiratorios como la bronquitis y el asma.
- *Rutina*. También llamada rutósido, quercitina-3-rutinósido y soforina, es un flavonoide presente en las frutas cítricas, el ajo y otras muchas plantas. Tiene la propiedad de ligarse al hierro, evitando así que se oxide y se formen radicales libres muy reactivos que puedan dañar las células. Es por ello uno de los fitoquímicos anticancerígenos más eficaces. Asimismo, fortalece los vasos sanguíneos más pequeños y evita

su ruptura. Por eso se recomienda un suplemento con rutina en casos de hemofilia, encías sangrantes o edema venoso de las piernas. Como el ácido ferúlico, reduce la toxicidad del colesterol LDL y disminuye el riesgo de enfermedades cardiacas.

- *Saponinas*. Se encuentran en las capas externas del ajo y funcionan como una cera protectora. Se cree que en la dieta humana son útiles para controlar el colesterol. Algunas además pueden tener un efecto beneficioso sobre el sistema inmunitario.

- *Stigmasterol*. Es un tipo de fitoesterol que actúa sobre los niveles de colesterol, reduciendo su absorción en los intestinos. Además, puede resultar preventivo frente al cáncer.

Nutrientes

- *Calcio* (CDR*: Hombres: 800 mg. Mujeres: 1.200 mg. 100 g de ajo aportan 181 mg). Es el principal constituyente de huesos y dientes. Interviene en la transmisión del impulso nervioso y en el metabolismo muscular. La deficiencia puede apreciarse en una propensión a sufrir fracturas, en la aparición de arritmias cardiacas o de dolores musculares. Otros alimentos que contienen calcio abundante son los productos lácteos, la almendra, el sésamo, el brécol, el puerro, la sardina y la gamba.

- *Hierro* (CDR: Hombres: 12 mg. Mujeres: 18 mg. 100 g de ajo aportan 1,7 mg). Es necesario para la producción de hemoglobina, que transporta el hierro. Resulta imprescindible para la utilización de las vitaminas del grupo B. Síntomas de deficiencia son el cansancio, la falta de aliento y la disminución del rendimiento intelectual. Otros alimentos que lo contienen son la carne, el pescado, los cereales integrales, el

* Cantidad diaria recomendada.

tofu, los frutos secos y las semillas, las lentejas, las acelgas y las verdolagas.

- *Magnesio* (CDR: 4,7 mg. 100 g de ajo aportan 25 mg). Equilibra el sistema nervioso. Es necesario en la fabricación de material genético y en los procesos de obtención de energía. Ayuda a fijar el calcio en los huesos y dientes. Su deficiencia es de las más habituales y es causa frecuente de calambres musculares y depresión del estado de ánimo. Otros alimentos ricos en magnesio son la soja, los frutos secos, las semillas, el trigo y el arroz integrales, la avena, las verduras de color verde oscuro, las judías y los aguacates.

- *Fósforo* (CDR: Hombres: 70 µg. Mujeres: 55 µg. 100 g de ajo aportan 14,2 µg). 800 mg. 100 g de ajo aportan 153 mg). Forma parte de los huesos y, en combinación con ácidos grasos, de las membranas celulares y del tejido nervioso. Su deficiencia, muy rara, cursa con la pérdida del apetito y dolores óseos. Los medicamentos antiácidos, si se toman durante un periodo prolongado, pueden provocar carencia. Alimentos ricos en fósforo son el pescado, los frutos secos, los huevos, la soja, los cereales, las judías, los productos lácteos, las verduras de color verde oscuro y las frutas.

- *Potasio* (CDR: 2.000 mg. 100 g de ajo aportan 401 mg). Fundamental para el equilibrio hídrico corporal. Además, interviene en la regulación de los latidos cardiacos. La deficiencia produce sensación de debilidad, sed, confusión e hipertensión arterial. Se encuentra en casi todos los alimentos vegetales, destacando los plátanos, la fruta desecada, los cítricos y las legumbres.

- *Selenio* (CDR: Hombres: 70 µg. Mujeres: 55 µg. 100 g de ajo aportan 14,2 µg). Tiene propiedades antioxidantes que se potencian con la presencia de betacaroteno y vitamina E en otros alimentos. Colabora con el sistema inmunitario y con el hígado en la desintoxicación. Los problemas de fertilidad, los dolores musculares y el envejecimiento prematuro son algunos signos de deficiencia. Se halla también en el pescado azul, las coles, el germen de trigo, las nueces de Brasil y la levadura de cerveza.

- *Zinc* (CDR: 15 mg diarios. 100 g de ajo aportan 1,16 mg). Interviene en la función sexual, en la producción de más de 200 enzimas, en la cicatrización de las heridas y en la actividad del sistema inmunitario. Son signos de deficiencia la facilidad para contraer gripes y resfriados, el apetito escaso, el retraso del desarrollo sexual, la pérdida de agudeza en el olfato y el gusto, así como las dermatitis. El marisco, la levadura de cerveza, el germen de trigo, las semillas de calabaza, el pan integral, los huevos y los productos lácteos son buenas fuentes de este mineral.

- *Vitamina B1 o tiamina* (CDR: Hombres: 1,2 mg. Mujeres: 0,9 mg. 100 g de ajo aportan 0,2 mg). Es básica en el metabolismo de los hidratos de carbono e interviene en la obtención de energía a partir de las grasas y las proteínas. Síntomas de carencia son la inapetencia, la debilidad, la pérdida de peso, los trastornos gástricos, la irritabilidad inexplicable y los fallos de memoria. Se encuentra en la levadura de cerveza, las legumbres, los cereales integrales, la carne de cerdo, las patatas y algunas hortalizas.

- *Vitamina B2 o riboflavina* (CDR: Hombres: 1,8 mg. Mujeres: 1,4 mg. 100 g de ajo aportan 0,11 mg). Esta vitamina interviene en el metabolismo de los aminoácidos, los hidratos de carbono y las grasas. Enrojecimiento, grietas y fisuras en los labios, lengua o conjuntiva inflamadas, debilidad, fotofobia, hormigueos en las piernas y piel de la cara grasa y escamosa son signos claros de deficiencia de riboflavina. Se halla en el yogur y el queso, en las almendras, los huevos, los champiñones, el pescado azul, el germen de trigo, las legumbres y algunas hortalizas.

- *Vitamina B3 o niacina* (CDR: Hombres: 20 mg. Mujeres: 15 mg. 100 g de ajo aportan 0,70 mg). Es decisiva en la obtención de energía y en las síntesis de ácidos grasos, ácidos biliares y algunas hormonas. Además, activa la vitamina D. La deficiencia se aprecia al observar debilidad muscular, falta de apetito, indigestión, vértigo, dolores de cabeza, depresión leve y erupciones escamosas de color rojo oscuro. Aportan esta vitamina las carnes, el pescado, los quesos, la leche, el yogur, los frutos secos, las legumbres y los cereales integrales.

- *Vitamina C o ácido ascórbico* (CDR: 90 mg. 100 g de ajo aportan 31 mg). Interviene en la asimilación de los aminoácidos y el hierro. Colabora con el sistema inmunitario en la defensa ante las infecciones y otros problemas de salud. Participa en los procesos de desintoxicación del organismo. Síntomas de deficiencia son el cansancio, la irritabilidad inexplicable, los dolores en las articulaciones, el sangrado de las encías y el insomnio. Como es sabido, se encuentra en las naranjas, los kiwis, los pimientos rojos crudos, el perejil y las fresas.

El olor del ajo

¿Quién no conoce el olor a ajo? ¿Quién no lo ha sufrido en sus propias carnes? Una de las frases más famosas con respecto a su inconfundible olor la dijo en 1609 Sir John Harrington, en su libro *The Englishman Doctor:* «Como el ajo puede de la muerte salvar, su hediondo aliento convendrá soportar, y no como algún sabio su virtud desdeñar».

Se dice que la humanidad está dividida en dos tipos de personas: aquéllas a las que les molesta el olor a ajo y aquéllas a las que no, y a ello añadiría personalmente que este último grupo está en disminución y además en franca minoría. Incluso en las culturas donde el consumo de ajos es o ha sido apreciado, hay personas que rehúyen su olor común. Es evidente que en los países que no tienen tradición culinaria con el ajo, como por ejemplo Alemania o Estados Unidos, la sensibilidad hacia el olor a ajo es mucho mayor, e incluso puede suponer una causa de rechazo social.

Quienes no puedan soportar su inconfundible olor, también disponen en el mercado de productos desodorizados a base de ajos que, según las marcas, contienen gran parte de los principios medicinales y parecen no perder sus propiedades terapéuticas.

Los químicos han descubierto que el olor de ajo se debe a la liberación de sustancias azufradas de bajo peso molecular, que presentan unos enlaces químicos raramente encontrados en otras sustancias naturales. Estas sustancias volátiles se transforman muy rápidamente en otras, en una especie de modificación dinámica permanente, muy propia del ajo y de otras plantas de la familia de las liliáceas.

Tiene un alto interés práctico el tipo de preparaciones que se pueden elaborar a partir del ajo, siendo sin duda la piedra angular el cómo ingerir todos, o casi todos sus principios activos de interés, evitando la contrapartida del olor. Este olor está provocado mayoritariamente por el disulfuro de alilo, uno de los componentes de su aceite esencial, que impregna el aliento al ser eliminado por la respiración, por su presencia en la saliva y por subir desde el estómago. Por ello incluso una limpieza cuidadosa y regular de la boca con cepillo de dientes, pasta dentífrica y gargarismos no basta para impedir que este olor se presente. Quizá se han revelado más efectivos los enjuagues con agua clorada, ya que el cloro actúa sobre el aceite esencial desodorizándolo, pero es una solución pasajera y desagradable, aparte de que lavarse regularmente la boca con agua y unas gotas de lejía o con cloramina al 1 % no puede ser a la larga beneficioso para la salud general ni bucal.

Centrar el tema en la ingestión oral es también una falacia, porque las administraciones rectales (en forma de supositorios o microenemas) o parenterales (en inyecciones) también transmiten el olor a la boca y a las secreciones corporales.

Éste es un tema difícil de resolver si no se elimina o reduce el disulfuro de alilo de las preparaciones a base de ajo. Pero ¿cómo conseguirlo sin reducir su efectividad terapéutica? Muchos procesos farmacéuticos lo han intentado, como por ejemplo secándolo en una corriente de calor seco y filtrándolo luego con filtros de carbono, pero este proceso reduce e incluso anula una gran cantidad de los interesantes efectos terapéuticos. Ciertas preparaciones alcohólicas más o menos refinadas (no nos referimos pues a la tintura casera de ajos) lo consiguen, pero también con notables reducciones terapéuticas. Últimamente se ha optado por no manipular excesivamente los ajos y escoger algunas variedades menos propensas a presentar el característico olor. Quizá las preparaciones de ajo seco son las que están dando mejor resultado, reduciendo el olor a ajo a un 12% de los individuos que toman las grageas.

Otro tema importante en el control del olor a ajos es la dosis. Es evidente que cuatro dientes de ajo al día provocarán mayor olor que uno, pero entonces se nos plantea cuál es la dosis terapéutica y si tomando más podemos conseguir una mayor acción medicinal. La dosis depende esencialmente del tipo de afección que se desee tratar. En la mayoría de los padecimientos crónicos, como los de tipo cardiovascular (colesterol, hipertensión, arteriosclerosis, etc.), un diente de ajo al día o hasta un gramo de los diferentes extractos o píldoras suele ser suficiente para obtener una acción terapéutica aceptable, sin que se haya demostrado que una dosis mayor sea mucho más efectiva. Esta dosis es la que más se plantea en los diferentes estudios clínicos sobre el ajo. Eso sí, en estos casos lo importante es la regularidad de la toma durante largos períodos de tiempo. En otros casos, especialmente en las enfermedades agudas, y muy específicamente cuando deseemos una acción antiséptica o antibiótica, las dosis más elevadas son recomendables, ya que existe en todos los antibióticos una clara relación entre dosis y efecto; pero en estos casos nos podemos encontrar, si nos vamos de la mano, con que se pueden presentar con mayor intensidad los escasos pero a veces muy incómodos efectos secundarios negativos del ajo, especialmente la intolerancia gastrointestinal.

Historia

La historia del ajo como medicamento es casi tan antigua como la humanidad, y forma parte del acervo medicinal de las grandes culturas antiguas: chinos, indios, egipcios, griegos y romanos conocieron, consumieron y usaron medicinalmente esta olorosa hierba.

EL AJO EN EL ANTIGUO EGIPTO

En el famoso papiro egipcio de Ebbers, datado en el año 1550 a. C., ya se dan algunas recetas curativas, veintidós de las cuales están hechas a base de ajos; se recomiendan para variadas enfermedades, entre ellas las infecciones, el dolor de cabeza, la faringitis, la debilidad física y los tumores. Este documento, el más antiguo relacionado con el ajo, se remonta a la época del faraón Khnum Khufuie (Keops), de la IV dinastía de Memfis.

Herodoto menciona que los obreros de la pirámide de Giza (500 años a. C.) también utilizaron el ajo por sus virtudes curativas y alimenticias, y especialmente para incrementar su energía física, lo cual quedó grabado en algunos relieves encontrados en ella, donde se especifican el tipo, coste y detalle de los alimentos consumidos por los obreros, entre los que figuraba el ajo. Se deduce que el ajo era un alimento propio de las clases humildes, pues no en vano la mano de obra utilizada para construir estos grandes monumentos en la época faraónica estaba en su práctica totalidad constituida por esclavos.

También la Biblia confirma que el ajo se distribuía entre los esclavos hebreos que construían en Egipto, y que fue la causa de la primera huelga laboral de esclavos que se conoce, cuando dejó de distribuirse en la ración alimenticia. Curiosa paradoja del destino que los esclavos dejen de trabajar por un puñado de ajos, pero esto nos demuestra el gran aprecio que le tenían, y nos explica por qué se lo ha considerado durante muchos siglos como la panacea del hombre pobre.

Durante su estancia en Egipto los hebreos entraron en contacto con este admirable bulbo y, a pesar de la repugnancia que en muchos casos sentían por esta planta que llamaron *sum*, aprendieron a valorar sus virtudes; de ahí que una vez instalados en Palestina la cultivaran con esmero.

Quizá por sus cualidades excitantes y afrodisiacas, los sacerdotes egipcios renunciaban al consumo de nuestro querido ajo, al considerarlo incompatible con las personas que por su elevación espiritual debían ponerse en contacto con las divinidades; y a este respecto nos dice Plutarco: «Se abstenían de la cebolla y del ajo [...] No eran buenos para los días de ayuno ni para las celebraciones festivas». Sin embargo, la ambivalencia de los sacerdotes hacia el ajo era evidente, porque en las tumbas de los faraones se enterraban también cerámicas y tallas de madera con ajos y cebollas para asegurar que sus comidas, allá, en el otro mundo y de camino hacia el Sol, estuvieran convenientemente aderezadas.

EL AJO Y LA CULTURA GRIEGA

Según comenta Plinio, el ajo era un presente ofrecido usualmente por los egipcios a sus deidades, y Teofrasto escribe que los antiguos griegos solían plantarlo en los cruces de los caminos, como medida de protección.

Los griegos eran unos grandes comedores de ajos y le dieron el nombre de «rosa picante» *(Ophioscorodon)*. Asimismo, es sabido que el ajo formaba parte de la dieta que seguían los atletas olímpicos.

Pedacio Dioscórides el Anazarbeo, que fue médico de las legiones romanas allá por el año 50 de nuestra era, y considerado como el primer y gran maestro de las plantas medicinales, nos comenta lo siguiente sobre las virtudes del ajo:

Hállase un ajo doméstico y hortense, en Egypto, el qual es blanco y tiene una sola cabeça, ni más ni menos que el puerro, los dientes de la qual se llaman en la lengua dorica Aglithes. Ay otra salbage llamado Ophioscorodon, el qual es corrosivo de todas las partes superficiarias del cuerpo. Este comido, expele aquellas lombrizes del vientre, que parecen pepitas de calabaça, y provoca la orina. Tiene todo ajo virtud aguda, y mordicante caliente, expele todas ventosidades, perturba el vientre, enxuga el estómago, engendra sed, digiere los vapores ventosos, desuella el cuero y comido debilita la vista. De mas desto, es util a las mordeduras de las bivoras, del hemorroo, y de qualesquiera otras serpientes, beviendose vino tras el, o dandose deshecho con vino. Aplicase contra los mesmos daños, y puesto en forma de emplasto socorre a los mordidos de perros raviosos, a los quales comido es util. Haze que las mudanzas de las aguas no offendan, y clarifica la boz: comido crudo y cozido ablanda la tosse antigua y bebido con cozimiento de orégano mata las liendres y los piojos. Quemado y mezclado con miel, sana los acardenalados ojos, y

restituye los cabellos que hizo caer la tiña, si se aplica con azey-
te nardino. Cura las vexigas y las pastillas que salen por todo el
cuerpo, aplicado con sal y azeyte. Extermina los alvarazos, los
empeynes, las pecas, las llagas manantias de la cabeça, la caspa,
y la sarna, mezclado con miel. El cozimiento de ajo, cozido con
vinagre, relaxa el dolor de dientes si se enxuagan con el. Aplica-
se majado con hojas de higuera, y cominos, contra las mordedu-
ras que hizo el musgaño. El cozimiento de sus hojas provoca el
menstruo, si se sientan sobre el. Sirve también a este effecto, el
perfume del ajo. La pasta que se haze del ajo y de las azeytunas
negras, llamada Mytoton, si se come, provoca la orina, desopila
los poros, y es util contra la hydropesia.

A pesar de tener unas virtudes tan extraordinarias, los dioses griegos no parecían aprobar el humilde ajo, ya que quien lo hubiera comido tenía vetada la entrada a los templos, especialmente a los consagrados a la diosa Cibeles.

EL AJO Y LA CULTURA ROMANA

Entre los romanos, el ajo fue muy popular y formaba parte de gran número de remedios para las más diversas enfermedades. Sin embargo, la relación no dejaba de ser de amor y odio a la vez, ya que la nobleza rechazaba el uso del ajo. En la mitología romana, esta planta estaba dedicada al dios de la guerra, Marte, y se consideraba como el símbolo de las virtudes militares por sus propiedades higiénicas y fortalecedoras.

El famosísimo Galeno lo denominaba la «melaza de los pobres» y lo consideraba como una panacea curalotodo.

Horacio lo detestaba, al considerar que las personas que olían a ajo presentaban un aire de vulgaridad, lo cual nos indica lo extendido que estaba en su época el consumo de ajos.

Horacio, desde luego, no era muy amigo de los ajos, ya que en otra ocasión los califica como más peligrosos que la cicuta, y nos cuenta cómo él mismo se puso enfermo al consumirlos en la mesa de su amigo Mecenas (el cual estaba celoso de Horacio a causa de la hermosa Lidia). Parece ser que la causa de su «enfermedad» fue que Lidia lo rechazó al notar el olor del ajo.

Celso, el famoso médico romano, lo utilizaba contra la desnutrición y en el tratamiento de las fiebres intermitentes, justo antes de la subida de la fiebre, *«si ne balneum quidem profuit, ante accesionem allium edat»,* y catalogó el ajo como una de esas sustancias que por su mal olor eran capaces, en las personas letárgicas, de poner los espíritus en movimiento.

Algunos poetas romanos, como Marcial, elogiaron sus virtudes afrodisiacas, citándolo como un medicamento capaz de despertar la llama vacilante que tienen los viejos esposos.

El término de *Allium* se debe a Virgilio y podría derivar de la palabra céltica *all,* que significa «caliente, picante». El término *sativum* es una contracción de *seminativum* (derivado de *seminis,* «semilla») e indica que se puede sembrar.

El poeta latino Virgilio, en sus *Églogas,* comenta que el ajo era consumido en gran abundancia tanto por griegos como por romanos; mientras que en el *Appendix Virgiliana* indica que el ajo se utilizaba para dar fuerza y energía a los campesinos, en época de recolección. No es casualidad que en las fiestas en honor de Ceres, la diosa de la agricultura, se comieran grandes cantidades de ajos como augurio de fertilidad, no desligado de un cierto poder afrodisiaco.

LA EDAD MEDIA

Tal era la importancia del ajo en la medicina que el emperador Carlomagno, en la Baja Edad Media, lo incluyó en sus *Capitu-*

laris de Willis, en las cuales ordenaba a todos los establecimientos dependientes del imperio (conventos, monasterios, castillos, etc.) que cultivaran una serie de plantas medicinales para que sirvieran como botica de reserva en caso de enfermedad. Esta curiosa y sabia orden del gran emperador sirvió para extender por toda Europa una serie de plantas que hasta entonces no eran autóctonas de esta región. Entre ellas, el ajo tenía un lugar destacadísimo.

LA EDAD MODERNA

Andrés de Laguna fue sin lugar a dudas el médico más importante de España en el siglo XVI. Segoviano de origen y de familia judía, emigró a Flandes, a Metz, a Colonia y finalmente acabó siendo médico del Papa. Fue catedrático en varias universidades europeas y en la de Salamanca, y escribió numerosas obras, entre ellas el *Pedacio Dioscórides Anazarbeo, Acerca de la Materia Medicinal y los Venenos mortíferos,* donde nos dice lo siguiente del ajo, en el año 1555:

En tan gran differentia como acerca deste capitulo se halla entre todos los Codices Griegos, me parecio ser bien allegarme al antiquissimo, e manuscripto, cuya fe halle siempre hasta agora incorrupta: en el qual leemos que aquel ajo de Egypto, es blanco: y que el salvage tiene virtud corrosiva, e mata las anchas lombrizes: lo qual en los otros se atribuye al domestico. Llamase el ajo domestico en griego Scorodon, y el salvage Ophioscorodon, que quiere dezir serpentina, porque huyen del las serpientes, o porque su tallo tiene algo de la figura de la serpiente. Llamanle algunos Aphroscorodon, que significa espumoso ajo: porque su cozimiento levanta una grande espuma. Es el ajo salvage harto menor que el domestico, aunque en el olor e sabor se paresce a el infinito. Sus hojas son muy estrechas, y el tallo delgado: enzima del qual sale una flor bermeja, con cierta simiente negra. Suelen los boticarios y los medicos imperitos usurpar esta planta por el Scordio legitimo, el qual es semejante al Camedris, e meterla dentro de la Theriaca: y esto engañados de la conformidad de aquestos vocabulos Scordion y Scorodon. Confunden también los medicos ignorantes con el Ophioscorodon otras diversas plantas, conviene a saber, el Scorodoprason, y el Ampeloprason: de las quales aquella primera es una yerva geniçara, quiero dezir, mestiza del ajo, y del puerro, y estotra es el puma salvage, que nace por los prados, y por las viñas.

Espántanse algunos que los ajos aplicados por defuera corroan el cuero y engendren llagas en las partes superficiales, sobre las quales se aplican; y comidos, no offendan a las internas, aun que son muy más delicadas que las externas, empero aquellas no consideran que los ajos cuando se aplican al cuero tienen sus qualidades puras y enteras, y sin moverse nada, perseveran mucho tiempo sobre la mesma parte, lo qual es muy necessario para que las medicinas corrosivas puedan exercitar sus fuerças. Mas en los ajos que ordinariamente se comen vemos todo al contrario, porque primeramente cuando se maxcan, pierden mucho de su virtud, la qual se embota con la saliva que con ellos en la boca se mezcla, y despues de maxcados, en decendiendo al estomago, se embuelven con las otras viandas, y con ellas discurren por todo el vientre, sin hazer hincapie o parar en alguna parte. Quieren infamar algunos el ajo, diziendo que engendra ventosidades, a los quales contradize Galeno en la fin del octavo libro de la methodo curativa.

La *theriaca* de la cual habla Andrés de Laguna no es otra cosa que la *panacea,* o el remedio que todo lo cura, y ya es citada muchos siglos antes por Galeno, quien a diferencia de Laguna sí considera el ajo doméstico como parte de la formulación de la *theriaca* de los rústicos. Uno de los primeros nombres que recibió el ajo en el centro de Europa era el de «*theriaca* de los pobres», significando que éstos no podían conseguir con facilidad las plantas de la *theriaca* genuina, y a cambio utilizaban una planta humilde y asequible, el ajo.

El gran botanista inglés John Gerard comenta lo siguiente en su *General History of Plants,* editada en el año 1633:

- *Descripción:* El bulbo o cabeza del ajo está cubierto de muchas pieles muy finas de un color purpúreo muy claro, consistiendo en muchos pequeños bulbos asidos los unos a los otros, en la base de los cuales crece un manojo de fibras entrelazadas: tiene las hojas largas y verdes, como aquéllas del puerro, entre las cuales florece un tallo al final del segundo o tercer año, en la punta de la cual aparece un manojo de flores cubiertas de una piel blanca, dentro de la cual, rompiéndose cuando están maduras, aparecen unas semillas redondas y negras.

- *Lugar y tiempo:* El ajo se siembra en noviembre o diciembre, y en otras ocasiones en febrero o marzo; a partir de las semillas, o bien a partir de los pequeños dientes.

- *Nombres:* Se llama en latín *allium,* y en griego *scorodon,* pero los boticarios conservan el nombre latino; los germanos le llaman *knoblauch;* los daneses del sur, *look;* los españoles, *aios,* y *alho;* los italianos, *aglia;* los franceses, *ail* o *aux;* los bohemios, *czesnek;* los ingleses, *garlicke,* y también *poor man's treacle*

- *Temperatura:* El ajo es muy agudo, caliente y seco, como dijo Galeno, en el cuarto grado, y exulcera la piel haciendo crecer vejigas.

- *Virtudes:*
  — Siendo comido, calienta al cuerpo de forma extrema, atenúa y hace más suaves los humores gruesos y espesos; corta todo aquello que es flojo o viscoso, digiriéndolo y consumiéndolo; también abre las obstrucciones, es un enemigo

de los venenos fríos, y de las mordeduras de las bestias venenosas.

— No proporciona al cuerpo nutrimento alguno, y puede engendrar una sangre aguda, por lo que las personas de complexión caliente deberán abstenerse de él. Pero si se hierve en agua hasta que haya perdido su agudeza, es mucho menos forzante, y deja ya de retener por más tiempo su jugo molesto, como dice Galeno.

— Expulsa la irritación de la garganta, ayuda a la tos antigua, provoca la orina, rompe y consume el viento en el organismo, y es también un remedio para la hidropesía que procede de causas frías.

— Mata las lombrices de la barriga, y las conduce hacia fuera. La leche en la cual se han dejado los ajos también se da a los niños pequeños con buen éxito contra los gusanos.

— Ayuda al estómago muy frío, y es preservativo contra los contagios y la pestilencia.

— La decocción de ajo usada como baño o para sentarse en ella hace discurrir hacia abajo los restos del parto y las secundinas, como dice Dioscórides.

— Expulsa los gusanos planos, los redondos, los piojos de las cabezas de los niños, la caspa y los pellejos en la cabeza, si se untan con ajo y miel las partes afectadas.

— Con hojas de higuera y comino se puede aplicar sobre las mordeduras de la rata.

CREENCIAS POPULARES

¿Qué decir además de las historias del ajo y los vampiros? Las supersticiones acerca del ajo han ido traspasando los siglos, y para espantar a brujas y vampiros, o bien se colgaba una ristra o manojo de ajos en la puerta de la casa, o bien se confeccionaban unos olorosos y nada elegantes collares que se llevaban colgados del cuello.

Es famosa además la historia de los cuatro ladrones. Durante la peste que asoló la ciudad francesa de Toulouse, entre 1628 y 1631 (en la cual hubo más de 50.000 muertos), cuatro ladrones se dedicaron a saquear las casas de las familias donde habían muerto sus ocupantes, sin sufrir la terrible enfermedad. Apresados, y bajo la promesa de que les liberarían si les confiaban el secreto, los ladrones confesaron que habían estado tomando un vino en el cual habían macerado el ajo y otras hierbas medicinales.

Cien años más tarde, en Marsella, ocurrió una historia similar con otros cuatro ladrones que fueron obligados a enterrar a los apestados, trabajo que nadie quería realizar, con la promesa de las autoridades de que serían liberados si no se contagiaban de la fatal enfermedad. El vinagre medicinal de ajo consiguió salvarlos también de la peste.

Tan famosa fue la historia en su momento que la fórmula del *vino* o *vinagre de los cuatro ladrones* entró a formar parte de muchos códices farmacéuticos de la época. El lector interesado en prepararla puede consultar el capítulo de las preparaciones medicinales, donde se expone la complicada fórmula que aún se conserva hoy en día en el museo de Marsella.

EL AJO EN LA LENGUA DEL PUEBLO

Que el ajo esté en las cocinas de todas las casas tiene sus consecuencias. Desde los platos invade la vida y acude a la mente de la gente para expresar los sentimientos más dispares. Las expresiones populares que tienen el ajo como ingrediente van de la sabiduría a la simpatía. Dos propiedades más que anotar en el haber del peculiar bulbo.

- *¡Bueno anda el ajo!* Se aplica a las cosas muy turbadas y revueltas.
- *Descubrir el ajo* Estar bien enterado de un asunto desconocido para la mayoría.
- *Hacer morder el ajo o en el ajo* Mortificar.
- *Harta de ajos* Se dice de la persona que es bruta y mal criada.
- *Más tieso que un ajo* El que anda muy derecho, por lo general, por vanidad.
- *Machacar el ajo o picar el ajo* Se refiere al castañeteo que produce la cigüeña con el pico.
- *Pelar el ajo* Morirse (en Nicaragua).
- *Revolver el ajo* Dar motivo para volver a discutir por un asunto.
- *¡Ajo y agua!* Exclamación con la que, en tono de burla, se recomienda resignación y conformidad (procede de la apócope humorística de la expresión «¡A joderse y aguantarse!»).
- *¡Ajo, agua y resina!* Es una graciosa vuelta de tuerca al dicho anterior: es apócope de «¡A joderse, aguantarse y "resinarse"» (por «resignarse»).

El ajo en la medicina china

El uso del ajo en la medicina china es casi tan antiguo como ésta. Según la peculiar característica de este método médico, que relaciona los remedios con el frío, el calor o los sabores, el ajo está considerado como *caliente* y *áspero*, y actúa especialmente sobre los meridianos de acupuntura del intestino grueso, pulmón, bazo y estómago.

Las indicaciones clásicas del ajo se corresponden parcialmente con las investigaciones actuales sobre su eficacia como fármaco.

Mata los parásitos, especialmente los gusanos redondos (*ascaris lumbricoides* y oxiuros) y, en combinación con otras hierbas, otros parásitos como la tenia. También se recomienda en el tratamiento de la sarna del cuero cabelludo.

Por su acción antitóxica se utiliza en el tratamiento de la disentería, la diarrea, pérdida de peso y tos irritativa y súbita, signos de toxicidad desde el punto de vista chino.

También se emplea en el tratamiento de la intoxicación por marisco en mal estado y como preventivo para la gripe.

UTILIZACIÓN DEL AJO EN LA MEDICINA CHINA

- *Antiparasitario.* Las preparaciones de ajo tienen un potente efecto inhibidor *in vitro* en el crecimiento y desarrollo de las amebas *(Entamoeba histolytica),* y en un estudio realizado en China se comprobó que en 100 casos de disentería amebiana el 88% se curaba tras la administración de ajo. También se comprobó la superioridad de los ajos de piel purpúrea en el tratamiento de las infestaciones por amebas.

- *Oxiuros.* Son los gusanitos pequeñitos, del grosor de un alfiler, que con frecuencia padecen los niños. En estos casos se recomienda una lavativa hecha con ajos. En un estudio sobre 154 casos de oxiuriasis en niños entre dos y nueve años de edad, se realizó un tratamiento que consistía en la aplicación de un enema de decocción de ajos, repetida a los tres y siete días, y se logró un 76% de resultados positivos.

- *Antimicrobiano.* El efecto antibiótico del ajo es enormemente variable, dependiendo en gran parte de su concentración en alicina. El jugo de ajos o las decocciones se utilizan con este fin, habiéndose observado un potente efecto inhibitorio sobre bacterias como *Staphilococcus aureus* (estafilococo dorado, productor de numerosos abscesos e infecciones), *Streptococcus pneumoniae* (uno de los agentes productores de la neumonía), *Neisseria meningitidis* (que provoca el tipo más peligroso y común de meningitis), *Salmonella typhi* (causante de las fiebres tifoideas) o *Corinebacterium diphteria* (agente causal de la temible difteria).

- *Disentería bacilar.* En otro estudio, 130 pacientes con disentería bacilar recibieron también enemas de ajo. En el seguimiento posterior, realizado por colonoscopia, se observó que tras poco más de seis días de tratamiento (por término medio) en 126 de los casos existía una total recuperación de los síntomas y de las afecciones patológicas de la mucosa del colon. En otros estudios en los que el único criterio de mejoría era la remisión de los síntomas de la disentería, se observó una eficacia del 93%. En dichos estudios se observó la superioridad de los ajos de piel escarlata y de los ajos frescos sobre los secos.

- *Antifúngico.* En estudios en laboratorio se ha comprobado un notable efecto inhibidor *in vitro* sobre el crecimiento de los hongos. En casos de micosis respiratorias resistentes al tratamiento, se observó que en 20 pacientes graves a los cuales se administró un suero intravenoso con extracto de ajo, 14 de ellos mejoraron notablemente, mientras que cinco de ellos tan sólo mejoraron, y en tan sólo un paciente no tuvo ningún efecto. Asimismo, se ha comprobado la eficacia de la utilización de una pasta azucarada a base de ajo (conjuntamente con suplementos vitamínicos) en 40 casos de niños afectados de *Candida albicans,* de los que mejoraron 38.

- *Encefalitis.* En un hospital chino se administró por vía intravenosa un extracto de ajo sobre 17 pacientes con encefalitis moderada (los casos graves eran tratados sistemáticamente con antibióticos). Remitieron sin secuelas 16 casos y falleció uno de los 17 pacientes.

- *Efecto cardiovascular.* El efecto reductor de la placa de arteriosclerosis que presenta el ajo crudo fresco no se traspasa a los extractos acuosos de esta planta.

- *Efecto gastrointestinal.* En estos casos se elabora una pasta con los bulbos de ajo y otras sustancias, la cual se aplica sobre el abdomen. Por un lado provoca irritación de la piel, pero por otro se incrementa la fuerza y el ritmo de movimientos del intestino ciego.

- *Apendicitis.* En ratones de laboratorio se ha podido demostrar, por medio del mecanismo del estímulo gastrointestinal, un efecto preventivo y curativo sobre la apendicitis provocada sobre los animales de experimentación. En estos casos se aplicaba una pasta de ajo sobre la zona abdominal más próxima al apéndice, pero lo cierto es que las apendicitis complicadas no responden a este tratamiento y requieren una terapia quirúrgica.

- *Efecto endocrino*. En estudios experimentales se ha observado que la inyección intravenosa de extractos de ajo incrementa la producción de corticoides internos por parte de las glándulas suprarrenales. Otros estudios relacionan el ajo con una discreta actividad reductora de la glucosa plasmática, lo que lo hace indicado como remedio complementario en el tratamiento de la diabetes.

- *Efecto sobre las células cancerosas*. En estudios realizados en China se ha comprobado cierto efecto antitumoral sobre determinados tipos de cáncer hepático que cursa con ascitis (lo cual indica un estadio relativamente avanzado de cáncer). En estudios con ratones de laboratorio también se ha observado un efecto positivo sobre cánceres provocados del tipo sarcoma MTK III y en ciertos tipos de cáncer de mama. Sin embargo, los estudios sobre la actividad antitumoral del ajo son todavía poco consistentes desde un punto de vista científico.

- *Dosificación*. De 6 a 15 gramos de ajo, tomando dos o tres dientes de ajo usualmente en forma de decocción. Puede tomarse también crudo, frito o en forma de pasta. Esta pasta se aplica alrededor del ano en caso de infestación por oxiuros (lombrices). También se aplica una pasta de ajo sobre la piel para prevenir las infestaciones de la piel debidas a parásitos. En caso de disentería o diarrea, se recomienda aplicarse una lavativa de ajos. Tanto en el tratamiento de la disentería como en los tratamientos antitóxicos o de depuración, se considera en China que el ajo que tiene la piel rojiza o escarlata tiene un mayor efecto que el de la piel blanca.

- *Contraindicaciones*. Según la medicina china, y debido a que el ajo es un remedio cálido, está contraindicado en casos de deficiencia de *yin* con signos de acaloramiento. El ajo es irritante de la piel y no debe aplicarse durante largos periodos sobre ella, ya que al final acabaríamos produciendo una irritación; tampoco se recomienda administrado por vía interna durante largo tiempo en personas que tengan lesiones o úlceras en la boca, faringe o lengua. La aplicación perianal, o los enemas de ajo, está igualmente contraindicada en el embarazo.

La India y la medicina ayurvédica

Entre los tesoros encontrados en un templo budista de Kashgar, al suroeste de China, se encontraron unos manuscritos escritos en corteza de abedul por sabios hindúes en un bello arte caligráfico, datados en el año 450 de nuestra era. De los siete manuscritos hallados, tres de ellos contienen indicaciones médicas, y de esos tres, el primero se inicia con una plegaria al ajo.

Como condimento, el ajo forma parte habitual de los diferentes tipos de *curry*, utilizados para aderezar un sinfín de platos. Sin embargo, no todo han de ser parabienes para el ajo, ya que ciertas sectas hindúes muy puritanas lo prohíben o lo intentan evitar debido a que consideran que tiene una facultad afrodisiaca, mientras que algunos jainistas estrictos no lo toman por considerar que al desenraizarlo pueden matarse algunos insectos.

La medicina ayurvédica sabe de las bondades del ajo desde hace milenios, calificándolo como uno de los «alimentos maravillosos», y lo utiliza en el tratamiento de enfermedades muy diversas, como el reumatismo, las enfermedades pulmonares (por su acción expectorante y descongestionante bronquial) y la hipertensión. También se conoce su capacidad para eliminar los gusanos del intestino, y entre las enfermedades ginecológicas se señala su utilidad en la regulación de la menstruación escasa o ausente y para aumentar el apetito sexual. También se indica en casos de anorexia y en las enfermedades de las cuerdas vocales. Por vía externa se aplica en forma de cataplasmas en casos de sordera o como cataplasma analgésica en caso de dolor. También se fríen los ajos en aceite de mostaza o de coco para preparar un linimento antiséptico, eficaz en el alivio de la sarna, las úlceras y como cicatrizante en todo tipo de herida que no cierra bien.

Los estudios más recientes realizados en la India sobre el ajo nos indican que posee una acción antiprotozoaria (amebas), antiparasitaria (ascaris y oxiuros) y antiviral (virus), así como antibiótica (bacterias) y antifúngica (hongos o micosis). Hay algún estudio que confirma su utilidad en el tratamiento complementario de la tuberculosis y la meningitis.

El ajo por vía interna

El gran secreto medicinal del ajo radica en su contenido en azufre y en diversos principios activos de composición diferente.

El azufre es uno de los remedios minerales mejor conocidos por los médicos de la antigüedad. Está presente en los tejidos humanos como elemento componente de los cabellos, la piel y las uñas, y por ello su carencia afecta directamente a la formación de estos tejidos.

Mucha gente cree que, tras comer ajo, el olor debido a sus compuestos sulfurados se presenta únicamente en el aliento, lo cual no es cierto, ya que la eliminación de su aceite volátil se realiza mediante la respiración (aliento), la saliva, el sudor, la leche materna y la orina; es decir, se transmite a todas las membranas mucosas de los órganos de excreción.

El ajo ha sido utilizado terapéuticamente desde hace muchos siglos, pero, a diferencia de otras plantas, los efectos fisiológicos que le atribuye la medicina popular han sido corroborados posteriormente en su mayoría por estudios farmacológicos y clínicos de carácter científico.

Es tal su eficacia terapéutica y tan claros sus efectos que no es sorprendente observar que, tanto en la India como en China y en los países mediterráneos, las indicaciones del ajo para el tratamiento de diversos trastornos hayan sido similares.

ACCIÓN CARDIOVASCULAR

En 1995 se celebró en la Universidad Libre de Berlín (Alemania) el primer Simposio Internacional sobre el Ajo, que reunió participantes procedentes de EE. UU., Canadá, Rusia, Alemania e Inglaterra. Una de sus principales conclusiones, una vez vistos los últimos hallazgos y la revisión de las investigaciones más importantes, fue que el consumo adecuado de ajo o suplementos de ajo podía reducir un 40% el riesgo de sufrir un infarto cardiaco.

Antiagregante plaquetario

Las plaquetas son una serie de corpúsculos, más pequeños que una célula, que ante una situación de alarma en el sistema vascular, como por ejemplo una rotura que produce hemorragia o una erosión de la pared de las arterias o las venas, reaccionan agregándose, formando cúmulos o «tapones» que darán lugar a la primera fase de la formación de un trombo.

La trombosis y su consecuencia, las embolias, son una de las principales causas de muerte en los países más desarrollados. Miles de personas en nuestro país están tomando regularmente medicamentos antiagregantes plaquetarios y aspirinas para prevenir el exceso de coagulación de la sangre y la formación de los temibles trombos.

Pues bien, el ajo previene la agregación (unión) de las plaquetas, que es el punto de partida de las trombosis. Este efecto antiagregante plaquetario se debe esencialmente al ajoeno, al disulfuro y trisulfuro de dialilo y al trisulfuro de metilalilo, y es uno de los mejor comprobados mediante estudios científicos. El efecto antiagregante también es común a otras especies del género *Allium*, como el puerro o la cebolla, y se debe al bloqueo de la formación de un producto biológico denominado tromboxano.

Los expertos reunidos en Berlín compararon el efecto antiateroesclerótico del ajo con el de la aspirina, mucho más promocionado pero no más potente. Para el profesor Kiesewetter, 900 mg de polvo de ajo diarios a partir de la tercera semana son equivalentes a 300 mg de aspirina al día, con la ventaja de que no produce los efectos secundarios del medicamento de la Bayer.

El ajo como fibrinolítico

Este efecto fibrinolítico (es decir, que disuelve los trombos de fibrina, precursores también de la temida trombosis) es conocido también por la medicina popular. Por eso en Francia se ha utilizado tradicionalmente para prevenir los coágulos (trombos) que se presentan en las patas de los caballos.

Además de inhibir la agregación de las plaquetas, el ajo también disuelve los trombos de fibrina, por lo cual se complementa en su acción anticoagulante y preventiva de la formación de trombosis, de los infartos cerebral y de miocardio. El efecto fibrinolítico del ajo se produce entre 6 y 12 horas después de su ingestión. Tras el consumo habitual de ajo durante tres meses se comprobó un aumento general de la fibrinólisis en un 130% sobre el valor inicial. Parece ser que el compuesto del ajo con mayor poder fibrinolítico es el trimetilsulfuro.

El efecto antiagregante plaquetario y fibrinolítico se debe principalmente al disulfuro y trisulfuro de dialilo y al trisulfuro de metilalilo. Todos ellos inhiben una enzima denominada tromboxano-sintetasa, que desempeña un papel importante en la formación del tromboxano A_2, un potente agregante plaquetario que puede tener un papel altamente nocivo. Además, los compuestos sulfurados del ajo inhiben la oxidación del ácido araquidónico (un ácido graso esencial presente en las grasas saturadas de los animales) y, de este modo, la síntesis de prostaglandinas, que están en la raíz del proceso de la inflamación.

Todo ello provoca una menor coagulabilidad de la sangre, que puede disminuir del 20 al 30%.

El ajo y la hipertensión

El efecto protector sobre la hipertensión del ajo ya fue evaluado en 1921 por los doctores Loeper y Debray, y más recientemente, por muchos otros.

En 1986 se realizó una revisión de 11 estudios acerca del efecto del ajo sobre la presión arterial, en los que se utilizaron dosis de 600 a 900 mg diarios de polvo seco (equivalentes a 1,8-2,7 g diarios de ajo fresco). La duración media de los tratamientos fue de 12 semanas. La conclusión fue que el ajo bajaba la presión sistólica (la máxima) y en menor medida la diastólica (la mínima), por lo que podría ser de utilidad terapéutica en el tratamiento de la hipertensión leve.

La ventaja del ajo frente a otros tratamientos es que no presenta ningún efecto indeseable, sino más bien al contrario, sobre los niveles de azúcar, de colesterol y de ácido úrico en la sangre (lo cual es uno de los inconvenientes principales de algunos de los fármacos antihipertensivos más usados).

El efecto hipotensor se atribuye a los compuestos tiociánicos que provocan una inhibición de la liberación de catecolaminas.

Los estudios del Dr. Pouillard, en su tesis doctoral realizada en 1920, ya mostraron que el ajo tiene un efecto reductor de la presión arterial, aumentando el índice oscilométrico (la diferencia entre la presión máxima o sistólica y la mínima o diastólica). A diferencia de otros fármacos para la hipertensión, el ajo reduce la presión diastólica. La reducción de la presión arterial es tanto más elevada cuanto mayor sea la presión arterial al inicio del tratamiento, siendo observable este efecto a las cuatro horas de haberse iniciado el tratamiento. En muchos casos, esta reducción de la presión arterial también va unida a una reducción discreta del ritmo del corazón, el cual se enlentece moderadamente, debido posiblemente a una acción sobre el sistema neurovegetativo, y más concretamente sobre el nervio vago.

Hemos comentado que la reducción de la presión arterial es moderada, pero esto no es una constante en todos los casos, ya que el promedio de reducción se cifra entre los 20 y 60 mm de mercurio.

Dicha acción hipotensora se debe posiblemente a una acción dilatadora de los vasos sanguíneos (especialmente los capilares y las arterias de menor calibre), aunque, como veremos, a medio y largo plazo la conservación de la elasticidad de las arterias, y en especial de la aorta, puede tener una influencia decisiva.

Otros estudios han tratado de valorar cómo actúa el ajo en ese sentido experimentando sobre corazones aislados de rana, y se ha llegado a la conclusión de que el ajo, aparte de actuar sobre las paredes capilares y el sistema neurovegetativo, parece influir también directamente sobre el músculo cardiaco reduciendo su tono muscular, aunque no sólo sobre el corazón, sino sobre todos los músculos lisos del organismo. Sin embargo, no todos los autores están de acuerdo en esta acción directa sobre el músculo cardiaco, sino más bien en una acción sobre las fibras neurovegetativas del nervio vago que llegan hasta dicho músculo. Sin embargo, sí está comprobado que la administración de ajo como remedio provoca en el corazón un efecto inotropo positivo.

En 1995 se dio a conocer un estudio de sumo interés para las embarazadas. Uno de los principales riesgos para la vida de la madre y del niño durante la gestación es la aparición de una preeclampsia que puede conducir a un desprendimiento de la placenta. La preeclampsia cursa con tensión arterial alta y aumento de proteínas en la orina. Pues bien, el consumo de ajo durante el embarazo baja la tensión, reduce el riesgo de preeclampsia e incluso ayuda a aumentar el peso de los niños que estaban destinados a ser muy pequeños.

Ajo y colesterol

El ajo no sólo disminuye el colesterol, sino que aumenta los niveles del colesterol «bueno», denominado colesterol HDL, normalizando en muchos casos los otros niveles alterados de grasas en la sangre (como los triglicéridos y los lípidos totales).

Existen centenares de estudios sobre el ajo como reductor de los niveles de colesterol y de otras grasas del plasma, pero quizás uno de los más interesantes es el metaanálisis realizado por los doctores Silgay y Neill, de la Universidad de Oxford. Un metaanálisis es el estudio de muchos otros trabajos clínicos con vistas a hacer comparaciones entre ellos. En el estudio de Silgay y Neill se valoraron 16 de ellos, sobre un total de 952 pacientes. Las personas que tomaron ajo tuvieron una reducción media del colesterol del 12%, en comparación con los que tomaron un placebo (es decir, pastillas carentes de acción medicamentosa). En ese estudio se intentó comparar la eficacia de los diversos preparados presentes en el mercado farmacéutico y se mostraron más efectivas las píldoras de ajo seco frente a las clásicas perlas con aceite esencial. Quizá lo que faltó es compararlo con la ingestión diaria de un ajo crudo. Se comprobó, además, que la dosis efectiva oscilaba entre los 600 y los 900 mg de ajo seco al día, lo cual equivale aproximadamente a un diente de ajo diario.

El efecto reductor sobre el colesterol aumentó progresivamente durante tres meses, período en el cual se estabilizó su efecto terapéutico.

Otro aspecto interesante de este metaanálisis es que se comparó el efecto del ajo con el de un fármaco usual en el tratamiento del colesterol, el bezafibrato. Los autores encontraron que «ambos agentes redujeron el colesterol, no existiendo diferencias significativas en la potencia de ambos», hecho que impresionó a los mismos autores, quienes un poco más adelante comentan que «el efecto similar sobre la reducción del colesterol que nos muestran el bezafibrato y el polvo de ajo seco es prometedor». Eso sí, añaden que el único inconveniente que se presentó era un discreto «olor a ajo». Los autores concluyen su trabajo diciendo: «El ajo es un medicamento no registrado como tal, y aún no se dispone de evidencias suficientes como para recomendarlo sistemáticamente en toda persona con exceso de colesterol. Sin embargo, hay que subrayar que tampoco existe ninguna evidencia de que tenga efectos secundarios negativos. Los datos de que se dispone en la actualidad nos dicen que el tratamiento con ajo es bueno para reducir el colesterol, al menos durante un período de unos cuantos meses». Una conclusión muy prudente, propia de investigadores de la Universidad de Oxford.

Ajo y arteriosclerosis

El ajo se utiliza con eficacia en la prevención de la esclerosis cerebral y la arteriosclerosis. Tal como dice su nombre, la arteriosclerosis es la esclerosis o endurecimiento de las arterias, las cuales, al tornarse más rígidas, presentan una menor moldeabilidad y contribuyen a lesiones por falta de irrigación en los tejidos a los cuales ha de llegar la sangre nutricia. Si bien se ha comprobado repetidamente el efecto del ajo en otros parámetros que provocan la arteriosclerosis, los estudios o investigaciones sobre una actividad directa sobre las arterias eran pocos y, además, estaban mal planteados desde un punto de vista científico.

Hoy en día se ha podido comprobar que el ajo aumenta la elasticidad de las arterias, en especial de la arteria aorta, tal como lo demuestran estudios recientes del Dr. Belz, jefe del Centro de Farmacología Cardiovascular de Wiesbaden, en Alemania.

El ejemplo que se puede dar a este respecto es el de una manguera de agua expuesta a la intemperie durante mucho tiempo, la cual acaba volviéndose rígida y cuarteándose. Pues bien, a las arterias les sucede algo parecido al sufrir los rigores del exceso de colesterol o de la presión arterial elevada, de modo que acaban tornándose rígidas como reacción y protección frente a esos factores de riesgo. Con el endurecimiento de las arterias se agrava el problema, ya que la elasticidad arterial resulta fundamental para apaciguar los impactos de la sangre provocados por la sístole del corazón, con lo que a medio plazo se establece y cronifica la hipertensión.

El tema de la elasticidad deviene fundamental especialmente en la arteria aorta, que es la arteria que sale del ventrículo izquierdo del corazón y, por ello, la que sufre con mayor intensidad los empujes del chorro de sangre que mana del corazón con su máxima potencia. La elasticidad de la aorta permite modular la presión arterial y evita que la diferencia de presión entre sístole y diástole sea mucho menor.

Son muy interesantes en ese sentido los estudios realizados por el equipo del Dr. Belz, quien ha comprobado que, tras la administración de 900 mg de ajo en polvo durante un período de tiempo medio, aumentaba la elasticidad de la arteria aorta. Un dato más para tener en cuenta por parte de quienes deben controlar su salud cardiaca.

Ajo y enfermedades coronarias
El consumo de ajo resulta beneficioso en las enfermedades coronarias, debido a su actividad antiagregante y fibrinolítica, pero además ejerce una acción dilatadora sobre las arterias coronarias. Este efecto es más intenso con el ajo fresco y se debe especialmente a su aceite esencial.

Al reducir la presión arterial, el colesterol y la posibilidad de una embolia o trombosis (al clarificar la sangre) y al mejorar la elasticidad de las arterias, el ajo mejora, aunque sea moderadamente, todos los factores de riesgo clásicos que inciden negativamente en la presentación de las enfermedades coronarias. Si a todo ello añadimos que dilata, aunque sea discretamente, esas arterias, comprenderemos que disminuye la posibilidad de padecer una obstrucción de las coronarias.

Todas estas acciones cardiovasculares previenen, o disminuyen, el riesgo de padecer un infarto de miocardio o una angina de pecho.

SOBRE EL SISTEMA DIGESTIVO

El ajo tiene aplicación en las afecciones dentarias como la parodontosis. Además, también presenta un efecto estomacal aumentando las secreciones del estómago y regularizando la digestión. Sobre el hígado, estimula la secreción de bilis. En el intestino, aumenta discretamente el peristaltismo y disminuye el meteorismo (gases).

Un estudio realizado en 1949 con 29 pacientes que tomaron diariamente 1 g de polvo seco demostró que aliviaba las molestias estomacales y abdominales, las flatulencias, los cólicos y las náuseas. Los autores de la investigación concluyeron que el ajo era capaz de sedar el estómago y los intestinos.

Efectos en el estómago

El ajo, tanto crudo como cocido, estimula la secreción de la mucosa gástrica, por lo que favorece la digestión cuando ésta se dificulta por falta de jugos. El Dr. Varga, en un estudio realizado en la primera mitad de este siglo, comprobó que, utilizando 42 fármacos diferentes para estimular la secreción del estómago, el ajo era claramente una de las sustancias más efectivas. Aun así, algunos autores cuestionan dicha afirmación, ya que las observaciones sobre el aumento de la secreción gástrica son bastante inconsistentes.

Mucho más recientemente, en el año 2002, el Departamento de Gastroenterología del Hospital Ramón y Cajal de Madrid concluyó un estudio epidemiológico que pretendía demostrar que la solución acuosa de ajo morado era capaz de inhibir la bacteria *Helicobacter pylori*, la cual se ha asociado con una mayor incidencia de úlcera gastroduodenal y de cáncer gástrico.

El trabajo se inició hace dos años con el principal objetivo de determinar si la población de Las Pedroñeras, El Provencio y Las Mesas, en Cuenca, la más importante productora de esta modalidad de bulbo, presentaba menor número de casos de úlcera y de cáncer gástrico. En este estudio epidemiológico colaboraron más de 2.000 vecinos de la comarca de las Pedroñeras, con edades comprendidas entre los 25 y los 65 años. Los resultados fueron favorables y ya se han presentado en diversos congresos internacionales que se han desarrollado en Helsinki, Roma y recientemente en España.

Efectos en el intestino

Por vía interna el ajo ejerce una actividad calmante y antidiarreica, así que resulta útil en el tratamiento de afecciones intestinales muy diversas. Debido a su acción antiséptica y antibiótica, tiene cierta acción sobre la microflora patógena que puede crecer en el siempre contaminado (desde un punto de vista bacteriológico) medio ambiente intestinal.

A principios de este siglo, el Dr. Pribam hizo unos interesantes estudios sobre la acción protectora del ajo sobre animales que habían recibido dosis mortales de toxinas disentéricas, acción que quedó confirmada con la supervivencia de prácticamente todos los que habían recibido ajo como preventivo.

Muchas otras enfermedades intestinales, algunas de ellas muy graves, responden bien al tratamiento con ajo. El Dr. Markovici lo comprobó sobre 91 casos de cólera, 25 de inflamaciones intestinales simples y 42 casos de cólera asiático, observando una evolución más favorable con la administración de ajo.

La eficacia del ajo en los trastornos intestinales se conoce clínicamente desde hace largo tiempo, ya que el Dr. Willebrand, médico militar alemán en la Primera Guerra Mundial, lo utilizó con éxito en el hospital militar donde trabajaba en el tratamiento de la disentería.

Las alteraciones diarreicas del intestino (disenterías leves) se deben en muchos casos al crecimiento anómalo de microbios del tipo gram positivos, siendo el ajo un regulador del crecimiento de estos gérmenes nocivos.

El tratamiento de la disentería amebiana constituye un capítulo aparte dentro de las diversas enfermedades intestinales. Se trata en este caso de una enfermedad poco frecuente en los países templados, hábitat natural del ajo. Aun así, numerosísimos estudios confirman su alta efectividad.

El Dr. Altmann recomienda también su uso en caso de tuberculosis intestinal, debido principalmente a su actividad antimicrobiana y a su acción reductora de la acidez estomacal.

Efectos sobre el hígado y las vías biliares

Hace mucho tiempo que se acepta que el ajo ejerce una acción colerética y colagoga. «Colerético» significa que estimula la expulsión de la bilis por parte de la vesícula biliar, mientras que «colagogo» quiere decir que aumenta la secreción de bilis por parte de su órgano productor, el hígado. Ésa es una de las razones de las virtudes digestivas que presenta el ajo.

Efectos sobre los parásitos intestinales

* *Antiparasitario*. Son clásicos los preparados a base de ajo para evitar que los niños tengan lombrices (oxiuros) en el intestino. Sin embargo, el poder antiparasitario del ajo abar-

ca a parásitos mucho más rebeldes al tratamiento, como la *Giardia lamblia* y los criptospóridos. Las lamblias (giardasis) son una infestación relativamente frecuente en nuestro país y que en muchos casos se está tratando con fármacos de reconocido poder tóxico sobre el hígado.

Para beneficiarse del efecto antihelmíntico del ajo, especialmente sobre los oxiuros (los gusanitos redondos, blancos y pequeñitos que con más frecuencia infestan a los niños), se administra en forma de lavativas o de supositorios.

Los investigadores japoneses Ken y Kubota comprobaron que los nematodos (un tipo de parásitos intestinales) presentan, en contacto con el ajo, una primera fase de excitación, seguida de una parálisis completa, lo cual podría dilucidar algo en relación con la actividad que ejerce la planta sobre ellos.

- *Disentería amebiana.* Por suerte, esta enfermedad no es muy frecuente en nuestro país, ya que resulta más propia de zonas tropicales.

Sin embargo, es habitual el empleo del ajo en el tratamiento de las infestaciones por amebas. Se cita que el famoso médico y premio Nobel Albert Schweitzer utilizaba el ajo en el tratamiento de este padecimiento en África central.

EFECTO ANTIBIÓTICO

El efecto antiséptico y antibiótico del ajo se conoce desde hace muchos siglos, y quizá su entrada en la era científica se debe al famoso Louis Pasteur, padre de la teoría infecciosa, quien ya indicaba el poder antibacteriano del jugo de ajo.

Es difícil establecer de forma clara y concisa cuál de los principios activos del ajo es el mayor responsable de su acción antibiótica; aunque la mayoría de estudios apuntan hacia la alicina, debido a que los experimentos en laboratorio indican que se trata de una sustancia sensible al calor y que se disuelve bien en agua. Chester Cavallito y sus colaboradores hallaron esta sustancia con actividad bacteriostática constituida por un aceite incoloro. La actividad de 1 mg de alicina equivale a la de 15 unidades de penicilina, siendo activa sobre los gérmenes a diluciones tan altas como una parte entre 250.000. Curiosamente, la aliína, de la cual deriva la alicina (como hemos dicho, debido a su degradación o transformación por parte de la enzima aliinasa), en algunos casos parece incluso estimular el crecimiento (en los cultivos de laboratorio) de ciertos microorganismos como *Escherichia coli*. Parece que esta sustancia puede incluso ser un nutriente interesante para la formación de nuevas células patógenas.

Por todo ello se considera a la alicina como la principal responsable de la acción antibiótica del ajo, pero no la única, ya que otros componentes presentes en la fracción volátil del ajo presentan también este tipo de acción medicinal, como por ejemplo el éster alquil-tio-sulfínico.

Sobre las bacterias

El ajo es un potente antimicrobiano que elimina tanto a los virus como a las bacterias y los protozoos. En este sentido el ajo presenta una interesante actividad, tanto bacteriostática como bactericida. «Bacteriostático» significa que inhibe el crecimiento y reproducción de los microorganismos, mientras que «bactericida» quiere decir que además los mata. Esta acción antibiótica tiene un alto interés en muchas afecciones, ya citadas, que afectan especialmente a los sistemas respiratorio y digestivo.

La gama de microorganismos sensibles al ajo es muy numerosa; el ajo se puede catalogar como un antibiótico de amplio espectro, pues actúa sobre un amplio abanico de microorganismos. Entre los microbios resistentes tenemos *Escherichia coli*, bacilo de Ebberth, *Proteus sp.*, estreptococos, bacilo piociánico, colibacilos, vibrión colérico, *Mycobacterium tuberculosis* y los que provocan las diarreas paratíficas. También es activo sobre los estafilococos, pues Laubenheimer y sus colaboradores descubrieron que, si se añadían pequeñas cantidades de extracto de ajo a las placas de cultivo de dichos microorganismos, éstos no crecían. Aún más interesante: el Dr. Elbi comprobó que no sólo el ajo era antibiótico cuando se añadía al medio de cultivo de los microbios, sino que su jugo ejerce una acción bactericida a distancia, o sea, que las placas de cultivo eran estériles si se ponía jugo de ajo a menos de 20 cm de distancia, por lo que concluyó que gran parte del poder bactericida del ajo fresco se debe a sustancias volátiles.

El poder antibiótico del ajo se extiende a los estreptococos (que causan la infección estreptocócica), estafilococos (productores de muchas infecciones y abscesos), vibrios (causantes del cólera), rickettsias (causantes del tifus o la fiebre botonosa), shigellas (causantes de una grave disentería hemorrágica), así como a las brucelas, causantes de las fiebres de Malta, y a otros muchos microorganismos frecuentes en infecciones más corrientes.

Sobre los hongos

Los hongos son una de las asignaturas pendientes de los antibióticos modernos. Mientras que muchas enfermedades agudas debidas a bacterias, bacilos u otros microorganismos parecen controladas (aunque tan sólo en parte), las micosis, o infecciones producidas por hongos, han tomado el relevo de las infecciones crónicas, siendo en general largas de curar y muy resistentes al tratamiento habitual. En estos casos el ajo también puede ser muy útil, tanto en aplicaciones externas como internas.

El efecto antimicrobiano del ajo llega hasta microorganismos muy resistentes a los antibióticos, como por ejemplo ciertos hongos como la *Candida albicans,* presente en muchas infecciones vaginales y bucales, o en los *Coccidioides immitis* o el *Criptococcus*, unos hongos oportunistas frecuentes en muchas infecciones y meningitis en pacientes con sida. A esto hay que añadir que los compuestos del ajo atraviesan la inexpugnable barrera encefálica, permitiendo que su acción también se ejerza en el cerebro.

Por su gran poder antifúngico, el extracto de ajo es efectivo en el tratamiento de la tiña o del pie de atleta. Esta acción antifúngica ya fue observada hace varias décadas, al detectarse la acción inhibidora y letal sobre determinados hongos, como el *Epidermophyton interdigitalis*.

El poder antibiótico del ajo parece deberse a la acción de la enzima aliinasa sobre la alicina, enzima que incrementa además la capacidad defensiva del sistema inmunitario.

La alicina, diluida en la proporción de una parte por 100.000, ejerce un efecto bactericida sobre numerosas cepas de hongos, estafilococos y estreptococos. Este efecto se ejerce tanto sobre el sistema digestivo y el pulmonar como sobre las afecciones de la piel. Es activo tanto sobre cepas microbianas gram positivas como negativas.

Sobre los virus

Es difícil saber si la acción que ejerce el ajo sobre los virus se debe a una acción virucida directa —es decir, a que mate directamente los virus— o a una acción indirecta, producida por un estímulo del sistema inmunitario.

Existen indicios de esta acción también desde hace muchas décadas. El investigador sueco Huss observó en 1938 que en una epidemia de poliomielitis acaecida en Malmoe el ajo no sólo ejercía una acción notablemente reductora de la gravedad y las secuelas de esta terrible enfermedad, sino que también ejercía un efecto preventivo sobre las personas que no la habían padecido aún.

Los estudios del japonés Tsai ponen en evidencia este efecto antivírico del ajo sobre virus tan comunes como los de la gripe, el catarro o el herpes simple.

En el caso de los pacientes con sida no se ha podido demostrar un efecto antibiótico directo sobre el retrovirus de la inmunodeficiencia humana, pero sí se ha revelado eficaz en el tratamiento de las múltiples secuelas infecciosas que suelen padecer los afectados por este síndrome. De este modo, el ajo es útil en el tratamiento de la criptococosis o del bacilo tuberculoso, enfermedades relativamente frecuentes en el sida plenamente desarrollado. Aun así, en un estudio del Dr. Tariq Abdullah y colaboradores, realizado sobre siete pacientes con sida, se demostró que la administración de un extracto de ajo envejecido estimulaba la normalización de la actividad de los linfocitos llamados «asesinos» y que, para aumentar esta actividad hasta límites normales, se necesitaba un plazo de uno o dos meses de tratamiento.

Tratamiento de la malaria

La malaria también fue tratada en algunas ocasiones con el ajo, con resultados que el médico italiano Ventura, en 1941, consideró, como poco, sorprendentes. En estos casos, al paciente que presentaba una crisis febril de malaria se le administraba ajo, o bien entero o bien cortado en láminas, a razón de uno cada hora, de forma similar a como se administraba la quinina.

SOBRE EL SISTEMA RESPIRATORIO

Acción pectoral del ajo

El ajo ejerce un efecto pectoral excelente y, como tal, se ha utilizado durante siglos en el tratamiento de las toses infantiles y del adulto. Ya Dioscórides decía que «ablanda la tosse», y nunca mejor dicho porque su actividad es mucolítica, es decir, fluidifica la expectoración. Eso se debe a su riqueza en cisteína, un aminoácido sulfurado que entra en la composición de los principales remedios de farmacia para fluidificar los bronquios, en forma sintética de N-acetilcisteína. Pero ¿por qué utilizar un fármaco sintético si tenemos uno natural y sin efectos secundarios?

La acción del ajo sobre el sistema respiratorio se atribuye especialmente a su aceite esencial o a alguna fracción contenida en él. Este hecho es comprensible por ser los aceites esenciales sustancias volátiles que se eliminan preferentemente por la respiración.

En caso de dilatación crónica de los bronquios (enfisema pulmonar, bronquiectasias, etc.), el aceite esencial de carácter sulfurado del ajo ejerce un efecto antiinflamatorio sobre los alvéolos pulmonares. La eliminación del aceite esencial por los pulmones también provoca una fluidificación bronquial y un aumento de la secreción mucosa pulmonar, favoreciendo los procesos de eliminación tan frecuentes en catarros y afecciones bronquiales más comunes. Si a todo ello añadimos su acción antimicrobiana, comprenderemos que la ingestión de ajo crudo es un excelente preventivo de las temibles complicaciones que, como la neumonía, pueden sobrevenir tras una afección banal de las vías respiratorias.

Ajo y asma

Los estudios que relacionan la acción beneficiosa del ajo en relación con el asma, o con la bronquitis espástica, se basan en la acción pectoral general que tiene este bulbo. Por otra parte, hemos de tener en cuenta que en el asma suele darse una implicación importante del sistema inmunitario, ya que en gran parte de los casos se trata de un ahogo debido a la reacción inmunitaria de sensibilidad frente a una sustancia específica, como por ejemplo el polen de las flores de primavera o la humedad ambiental. Sin embargo, no ha podido comprobarse una acción directa del ajo sobre la inhibición de esta reacción inmunitaria, ni tampoco una acción dilatadora sobre los bronquios. No obstante, es curioso que la medicina popular también ha recomendado habitualmente el ajo en el control del asma, y no sólo tomando su bulbo, sino también fumando las finas y sedosas membranas que lo recubren, afirmándose que, a diferencia de lo que se considera habitualmente en el consumo de bulbos de ajo, en este caso serían más eficaces las membranas blancas que las rosadas. Sea o no cierto, sorprende que se proponga como remedio para el asma una hierba fumada, máxime cuando no tiene una acción broncodilatadora.

Ajo y tuberculosis

Son muchos los estudios, aunque antiguos, que comentan la efectividad del ajo en el tratamiento de la tuberculosis pulmonar; otros estudios más actuales se han realizado casi exclusivamente en países del Tercer Mundo, donde la disponibilidad de fármacos antituberculosos no está garantizada y donde deben buscarse alternativas más baratas y asequibles. Es evidente que, en el caso de la tuberculosis, el ajo por sí solo no basta para curar definitivamente dicha enfermedad, existiendo toda una serie de fármacos más efectivos. Pero también es cierto que la tuberculosis, después de haber reducido su morbilidad, presenta en la década de los noventa un aumento espectacular, debido sobre todo al aumento de la prevalencia del sida. De esta manera, la tuberculosis ha adquirido una importancia insospechada hace tan sólo una década, lo cual denota cierta ineficacia de los fármacos antituberculosos, los cuales se han de administrar en gran número (habitualmente tres o cuatro a la vez), en cantidades elevadas y durante largos períodos de tiempo, no teniéndose nunca la certeza de que se ha curado completamente el proceso tuberculoso. Por ello, añadir el ajo como un remedio más será siempre beneficioso en el tratamiento de esa terrible enfermedad.

Tabaquismo

Algunos médicos consideran que el ajo es útil en el tratamiento del tabaquismo. Esta acción no se debe a que tenga un efecto reductor de la ansiedad propia de los que dejan el hábito tabáquico, sino a su acción pectoral, reductora de los síntomas provocados por la irritación de las mucosas respiratorias, así como de sus complicaciones infecciosas, en razón a su actividad antiséptica ya comentada. Afirma al respecto el Dr. Meyer que el ajo es «un excelente medicamento contra las alteraciones crónicas causadas por la nicotina, habiéndose demostrado eficaz en suprimir las alteraciones nerviosas, los procesos catarrales de los fumadores y en regular la función intestinal, siendo un medicamento de elección directa en el complejo sintomático del envenenamiento por nicotina».

Se podría inferir de ello que, por su acción antitóxica, el ajo podría ayudar a eliminar los depósitos de nicotina presentes en la grasa corporal, que en muchas ocasiones son los responsables de que el fumador desee volver al vicio tabáquico tras iniciar un proceso de deshabituación. En todo caso, se necesitan más estudios para confirmar esta interesante y novedosa aplicación medicinal del ajo.

ACCIÓN ENDOCRINA

Ajo y glándula tiroides

El ajo puede aumentar la actividad de la glándula tiroides, lo cual parece explicarse por su contenido en yodo y otros elementos halógenos, así como por sus derivados tiociánicos. En grandes dosis, el ajo ejerce el efecto contrario, reduciendo la actividad tiroidea. Otros autores han comprobado que de manera inmediata el ajo se comporta como un estimulante de la función tiroidea, mientras que en los tratamientos a largo plazo su efecto es el contrario.

Efectos sobre el azúcar plasmático

También se ha comprobado que el ajo no sólo disminuye los niveles de glucosa (azúcar) en la sangre, sino que también aumenta los niveles de insulina. Este efecto resulta especialmente marcado en los pacientes con diabetes, mientras que en los pacientes que no son diabéticos el efecto hipoglucemiante no se ha podido comprobar. Este fenómeno es muy interesante, ya que, más que reducir los niveles de azúcar, el ajo provocaría una regulación de los mismos. Evidentemente, el ajo por sí solo no puede constituir un tratamiento completo para el diabético, pero su consumo habitual constituye un factor de protección para el desarrollo de la diabetes y de sus indeseables consecuencias.

En general, la acción hipoglucemiante (reductora de la glucosa) que ejerce el ajo se considera más como una acción secundaria que como uno de los efectos principales de este bulbo. Los estudios bioquímicos han permitido aislar en el ajo dos tipos de sustancias, unas que disminuirían la glucosa y otras que la aumentarían, predominando la acción de las primeras sobre las segundas. La acción reductora de la glucemia no se debe, en el caso del ajo, al estímulo del órgano que segrega la insulina, o sea el páncreas, ya que se ha mostrado efectivo incluso en individuos a los cuales se les ha extraído ese órgano. La sustancia responsable cristaliza en forma de polvo blanco y reacciona como un alcaloide, aunque también parecen influir el sulfuro de alilo y el disulfuro de alilo.

EFECTOS SOBRE EL SISTEMA INMUNITARIO

Regulador del sistema inmunitario

El consumo regular de ajo crudo ayuda a mantener en equilibrio nuestro sistema inmunitario. El Dr. Tariq Abdullah, en 1987, comprobó que los llamados «linfocitos asesinos» (una estirpe de células blancas de la sangre, de tipo defensivo) eran mucho más activos, hasta un 150% más, en personas que habían tomado ajo o suplementos de ajo.

Estudios recientes han demostrado que el ajo puede inhibir el desarrollo del cáncer de vejiga urinaria en las ratas de experimentación, ejerciendo un efecto tóxico directo sobre las células cancerosas y estimulando las células del sistema inmunitario, con lo que previene la implantación y el desarrollo posterior del tumor.

Ajo y radicales libres

Los ajos pueden reducir la capacidad de peroxidación de los radicales libres. Unido a todas las virtudes antes expuestas, se podría considerar al ajo como uno de los ingredientes del «elixir de la juventud», ya que los radicales libres son unos productos que contribuyen enormemente al envejecimiento celular.

En este sentido destacaremos un estudio de investigadores japoneses (Imai y colaboradores), en el cual se comprueban los efectos antirradicales libres que presentan los extractos de ajo envejecido y sus diversos constituyentes.

Los principios activos del ajo posiblemente más importantes por su acción reductora de los radicales libres son el aminoácido glutatión (que se forma a partir de la cisteína) y la S-alil-mercapto-L-cisteína.

ACCIÓN ANTICANCEROSA

Científicos de la Universidad de Texas (Estados Unidos) han hallado datos a través de la experimentación con animales que muestran la eficacia del ajo contra el desarrollo de cáncer de esófago, colon, mama, piel y pulmón.

Un estudio valoró la lesión provocada en los microsomas del hígado por un agente oxidante denominado t-butil-peróxido. El extracto de ajo envejecido se ha mostrado capaz de inhibir o reducir la lesión causada, mientras que los extractos acuosos o el ajo tratado con calor ya no muestran ese interesante efecto.

Otros estudios realizados en laboratorio demuestran que la tasa de crecimiento de los tumores implantados en animales es mucho menor cuando en la alimentación se incluye el ajo fresco o su jugo. Dicha acción anticancerosa se ha comprobado en otras plantas de la familia de las liliáceas, como el puerro e incluso la mostaza, plantas todas ellas ricas en compuestos sulfurados y que, posiblemente por esa misma razón, también transmiten el olor característico a las secreciones.

Aunque los estudios estadísticos no son concluyentes, puesto que entran en juego muchos factores alimentarios, en países que consumen grandes cantidades de ajo, como China o numerosos países mediterráneos, la tasa general de cáncer en la población es algo más reducida.

Es posible que la acción antitumoral del ajo sea debida también a su acción desintoxicante en el intestino, ya que los productos de putrefacción que se forman a nivel digestivo bajo se han comprobado como factores promotores del crecimiento tumoral.

Es evidente, además, que la acción estimulante del sistema inmunitario cumple un papel de suma importancia en la prevención de la aparición y desarrollo del cáncer. Ya hemos citado los estudios del Dr. Abdullah sobre el estímulo de los «linfocitos asesinos». Pues bien, estudios realizados en laboratorio nos demuestran que este tipo de linfocitos destruyen un mayor número de células cancerosas en las personas que han consumido ajo, por lo que no sólo existe un aumento de su número, sino también de la capacidad neutralizadora de cada linfocito.

Wills sugiere que el efecto antitumoral del ajo, debido principalmente a la acción inhibidora de la alicina sobre las enzimas sulfhidrílicas y sobre las células bacterianas, responsables de su acción antibiótica, podría extenderse también a las células de los tejidos neoplásicos. El Dr. Essi indica que el enlace químico -SO-S de la alicina produce la inactivación de las enzimas sulfhidrílicas por combinación directa o por oxidación de los grupos químicos -SH de las células tumorales, produciendo grupos -S-S-. Austin, posteriormente, identificó la sustancia inactivadora de los grupos -SH como el alquil-tiosulfil-alquiléster, sustancia formada naturalmente por acción enzimática y que abre un interesante campo de investigación dentro de los fármacos destinados al tratamiento de los tumores malignos, con vistas de que incidan mucho más profundamente en el metabolismo alterado que provoca la formación y extensión del cáncer.

La Dra. Novikova y colaboradores comprobaron que la aliína sintética no tenía ningún efecto retardante del crecimiento del sarcoma fusocelular (un tipo de cáncer) y de otros tipos de cáncer, lo cual se debía posiblemente a que la aliína sintética no puede transformarse en su principio activo, la alicina, al no existir el complejo enzimático propio que modifica las sustancias iniciales del ajo en sustancias con una acción medicinal definida.

Un interesante estudio, realizado por un equipo científico coreano dirigido por B. W. Ahn, descubrió que el extracto de ajo tiene capacidad para inhibir la formación de n-nitrosodimetilamina (NDMA), un compuesto cancerígeno que se forma en el sistema digestivo a partir de los nitratos que acompañan algunos alimentos, ya sean los vegetales que los incorporan de la tierra abonada o los productos cárnicos con aditivos conservantes.

EL AJO COMO DEPURATIVO

El ajo como desintoxicante
Hace sólo dos años, el Dr. Benjamin Lau, de la Facultad de Medicina de Loma Linda, en California, evaluó el efecto desintoxificador del ajo tanto para los metales pesados como para los efectos de la radiación. En este experimento se comprobó que la presencia de pequeñas cantidades de extracto de ajo protegía a los glóbulos rojos de la sangre de la destrucción provocada por la presencia de metales pesados y protegía asimismo a los linfocitos (glóbulos blancos) de la degeneración causada por la radiación, estimulando la fagocitosis, es decir, la función inmunitaria principal de dichos glóbulos blancos.

Ajo y reumatismos
El ajo no tiene una acción directa sobre el dolor, aunque, por lo general, toda sustancia que irrita la piel y la enrojece tiene habitualmente un efecto positivo en la mayoría de procesos dolorosos, como sucede con la mayoría de los linimentos e incluso con el mismo alcohol aplicado por vía externa.

La indicación clásica del ajo en el tratamiento del reumatismo ha sido siempre debida a su acción depurativa general, ya que en medicina naturista se considera al reuma como una enfermedad crónica producida por un proceso de autointoxicación que ha evolucionado durante muchos años.

Debido a su acción rubefaciente, el ajo puede ser un complemento útil para la fabricación de linimentos destinados a la fricción y masaje local en las zonas dolorosas y, como ejemplo, se incluye al final de esta obra una receta de aceite alcanforado de ajos, que puede ir al dedo para este tipo de padecimientos. Eso sí, el olor sigue estando presente, por lo que se trata de un linimento muy particular pero bastante eficaz.

Ésta es una de las indicaciones que no ha sido estudiada o comprobada posteriormente por estudios clínicos, aunque no por ello hay que desdeñarla.

Diurético
El ajo hace orinar, especialmente por su contenido en fructo-sanos, una especie de azúcares cuya base es la fructosa y que entran en la composición de los bulbos de ajo. Constituye, sin embargo, una acción muy secundaria y no puede ser considera-da como una acción medicamentosa en sí, debido a la debilidad de su poder diurético.

El ajo por vía externa

Como decían los antiguos, el ajo tiene virtud corrosiva y desuella el cuero, pero resulta muy útil aplicado en forma de emplastos sobre la zona de la columna y del tórax en caso de resfriados complicados; mientras que, si se aplica en la zona de la vejiga, puede aliviar las molestias derivadas de las infecciones urinarias.

Por vía externa, el ajo se aplica localmente debido a su acción rubefaciente o enrojecedora de la piel, señal por un lado de cierta actividad inflamatoria, pero por otro de que esa misma inflamación provoca un aumento notable de la circulación en la zona afectada. También ejerce una acción queratolítica, es decir, que reblandece y destruye la queratina, la cual forma parte de callos, verrugas y quistes que se pueden presentar en la piel. En aplicaciones excesivamente prolongadas puede ser causa incluso de la producción de vesículas en la piel, especialmente en pieles sensibles como la de los niños.

VERRUGAS

El ajo ejerce una función ablandadora y necrosante (mortal) sobre las células cutáneas y, por esa misma razón, puede ser útil aplicarlo sobre aquellas zonas que deseamos eliminar, como es el caso de las verrugas.

El Dr. Eduardo Alfonso, decano de los médicos naturistas españoles, daba una receta para su tratamiento consistente en macerar unas rodajas de ajo en vinagre e ir poniendo cada día una rodajita fina de ajo sobre la verruga, tapándola con un esparadrapo, hasta que la verruga cae debido a la virtud corrosiva del ajo.

TAPONES DE OÍDOS

También son útiles las gotas de oídos a base de ajos en casos de excesivo cerumen. Las gotas son muy simples de hacer y se componen de aceite de almendras dulces, glicerina y zumo de ajo a partes iguales.

Efectos secundarios

La toxicidad del ajo es muy escasa, pero, si se consume en dosis elevadas ajo fresco, extracto o aceite de ajo con el estómago vacío, puede provocar ardor, náuseas, vómitos y diarreas. Sólo en casos de alergia al ajo se han registrado reacciones adversas significativas, como dermatitis de contacto o ataques de asma después de la inhalación de polvo de ajo. Las personas sensibles al ajo también pueden serlo a la cebolla.

Contraindicaciones
El ajo sólo está contraindicado en pacientes con alergia conocida al alimento. El nivel de seguridad alto está garantizado por su extendido uso culinario a lo largo y ancho del mundo.

Advertencias
El consumo de cantidades exageradas de ajo puede aumentar el riesgo de hemorragias postoperatorias. También se debe valorar su aplicación terapéutica en caso de hemorragias o metrorragias (hemorragias uterinas o menstruaciones excesivas y fuera de tiempo), ya que el ajo alarga el tiempo de coagulación sanguínea.

Interacción con medicamentos
Los pacientes que sigan un tratamiento con warfarina deben sa-

ber que los suplementos de ajo pueden aumentar el número de hemorragias al aumentar la actividad fibrinolítica y reducir la agregación de plaquetas. Los tiempos de coagulación se doblan en las personas que toman a la vez warfarina y ajo.

Las personas que toman insulina pueden requerir un ajuste de la dosis porque el ajo puede provocar un ajuste en los niveles sanguíneos de glucosa.

El ajo puede causar la inducción de la isoenzima «citocromo P450 3A4», lo cual puede reforzar el metabolismo de ciertos medicamentos:

- *Las ciclosporinas:* Su eficacia puede reducirse por la habilidad del ajo para metabolizarlas. En caso de trasplante de órganos, puede causar rechazo.
- *El saquinavir:* La concentración en la sangre de este inhibidor de la proteasa puede reducirse significativamente si se toman suplementos a base de ajo. Los niveles más altos pueden reducirse hasta un 54% y los medios en torno al 49%.

Carcinogénesis, mutagénesis y efectos sobre la capacidad reproductiva

El ajo no causa mutaciones genéticas ni altera los sistemas reproductores masculino o femenino.

Embarazo

No se conoce que pueda causar malformaciones en el recién nacido. Se considera un alimento seguro durante todo el embarazo.

Lactancia

La liberación de compuestos del ajo en la leche materna no causa efectos negativos en el recién nacido.

LA ACCIÓN DE LA CISTEÍNA

Con demasiada frecuencia se comete el error de identificar los efectos de una planta con los de uno de sus componentes activos. Esto ha sucedido con el ajo en relación con la concentración de alicina, la principal sustancia responsable de su actividad cardiovascular y antibiótica. Sin embargo, las plantas medicinales contienen cientos, posiblemente miles de sustancias diferentes, muchas de las cuales pueden tener un efecto como remedio medicinal, independientemente de las otras. Con el ajo sucede algo similar, ya que la investigación de sustancias diferentes a la alicina está aportando interesantes observaciones en relación con uno de sus componentes, el sulfóxido de S-metil-L-cisteína.

La cisteína es un compuesto de tipo azufrado presente en el ajo, pero que en medicina alopática se usa habitualmente como expectorante, para fluidificar las secreciones bronquiales y favorecer la eliminación de esputos más fluidos. Esta acción expectorante es común a muchas sustancias ricas en azufre, como sucede por ejemplo con las aguas mineromedicinales sulfuradas.

La cisteína no se encuentra en el ajo en estado libre, sino que forma parte de una gran cantidad de principios activos de carácter sulfurado que éste contiene.

Es cierto que la mayoría de estudios realizados sobre la cisteína se han centrado sobre su preparado farmacéutico sintético, la N-acetilcisteína (NAC), el cual tan sólo tiene la ventaja de ser más estable por la presencia de un grupo acetilo, pero en el organismo el NAC (al igual que muchos de los compuestos sulfurados del ajo) se transforma en cisteína, un aminoácido de tipo azufrado que con casi toda seguridad constituye el elemento terapéutico de mayor interés.

La cisteína es un precursor de una sustancia denominada glutatión, un tripéptido compuesto de cisteína, ácido glutámico y glicina, que desempeña una función importante en los procesos de inmunidad celular y como atenuador de los efectos nocivos de los radicales libres.

De ello se desprende que la cisteína presente en el ajo es algo inestable a la conservación (especialmente en comparación con el NAC) y nuevamente nos explica por qué la efectividad del ajo fresco no es comparable a la del ajo cocido o preparado de otra manera.

Sin embargo, la cisteína puede tener otras interesantes acciones beneficiosas sobre el organismo que en parte se corresponden con las del ajo. Veamos algunos estudios y observaciones en este sentido:

- *Fluidificante.* Al igual que el ajo, la cisteína es un fármaco fluidificante de las secreciones bronquiales y, como tal, se utiliza mayoritariamente en su forma sintética. En este sentido se ha probado como un fármaco útil en el tratamiento del asma bronquial y de una gran parte de los problemas respiratorios que cursan con dificultad de expectoración.
- *Sida.* La administración de N-acetilcisteína se ha revelado beneficiosa en el tratamiento complementario de algunos problemas relacionados con el sida, debido además a que aumenta los niveles de glutatión, el cual suele estar nota-

blemente reducido en las personas que padecen dicha enfermedad. Los estudios se han llevado a cabo con una preparación farmacéutica de N-acetilcisteína algo diferente a la sustancia que contiene el ajo, pero que se sintetiza en esta forma, ya que al añadir el grupo acetil la cisteína es mucho más estable.

En un estudio experimental realizado por el Dr. Kalebic y colaboradores se utilizó una serie de líneas celulares (monocitos) infectadas, las cuales sirvieron como modelo de latencia del virus del sida. La administración de cisteína redujo la acumulación de ácido ribonucleico vírico, el cual es un elemento indispensable para la replicación (reproducción) del virus. También se redujo en un 90% la actividad de una enzima denominada transcriptasa inversa, cuya función es facilitar la duplicación del ácido ribonucleico citado. Todo ello nos podría explicar un efecto preventivo de esta sustancia en la evolución del sida. También se ha comprobado, en un estudio del Dr. J. S. James, que la administración de cisteína es mucho más útil en los pacientes que han perdido bastante peso, ya que lo recuperan con mayor facilidad si en su dieta hay abundancia de cisteína.

FARMACOCINÉTICA DEL AJO

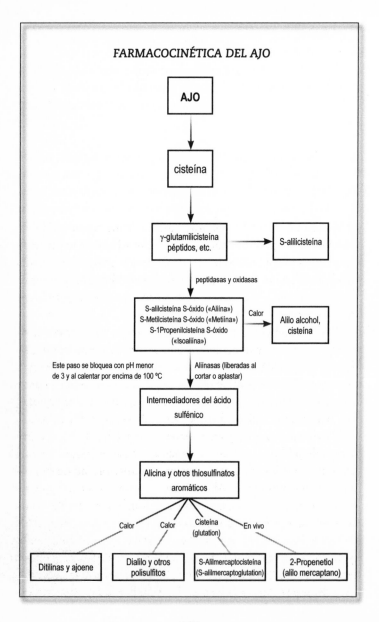

AJO

cisteína

γ-glutamilcisteína
péptidos, etc. → S-alilcisteína

peptidasas y oxidasas

S-alilcisteína S-óxido («Aliína»)
S-Metilcisteína S-óxido («Metiína»)
S-1Propenilcisteína S-óxido
(«Isoaliína»)

Calor → Alilo alcohol, cisteína

Este paso se bloquea con pH menor
de 3 y al calentar por encima de 100 ºC

Aliínasas (liberadas al
cortar o aplastar)

Intermediadores del ácido
sulfénico

Alicina y otros thiosulfinatos
aromáticos

Calor · Calor · Cisteína (glutation) · En vivo

| Ditilinas y ajoene | Dialilo y otros polisulfitos | S-Alilmercaptocisteína (S-alilmercaptoglutation) | 2-Propenetiol (alilo mercaptano) |

Preparaciones

El ajo crudo, tal cual, constituye un excelente remedio que no necesita de ninguna preparación complicada. Si se desea utilizarlo con fines medicinales, la dosis media es de unos 4 g/día (dos o tres dientes de ajo). La dosificación habitual con comprimidos o perlas de ajo (seis al día) equivale tan sólo a un diente de ajo diario.

Los principios medicinales del ajo pueden transferirse al alcohol, al vinagre y al ácido acético, si bien la preparación medicinal más usada es la tintura de ajos, elaborada con alcohol. Otra fórmula muy simple es preparar un jarabe de ajos hecho a base de zumo de ajos y azúcar o miel líquida a partes iguales, que resulta muy útil en el tratamiento de las toses y catarros.

Existe una notable guerra comercial entre los diversos fabricantes de píldoras, perlas o extractos a base de ajo, en la cual cada uno de ellos trata de demostrar la superioridad de su producto frente a los otros. Ahora bien, lo primero que hay que tener en cuenta es que el mejor producto son los dientes de ajo tal cual, sin más preparación, aunque éstos tampoco estén exentos de inconvenientes, ya que muchas personas que presentan intolerancia al ajo crudo no la tienen ante alguno de sus preparados farmacéuticos. Esta batalla sobre la mejor forma de presentación del ajo se debe a la tremenda inestabilidad de sus diferentes compuestos. Un ajo seco presenta ciertas ventajas sobre, por ejemplo, un extracto obtenido mediante calor, pero mientras el primero contiene alicina, el otro contiene en mayor cantidad otras sustancias con otro interés terapéutico. Por ello es muy relativo decir que tal presentación es mejor que otra, dado que la respuesta sería «depende de para qué».

Se ha de tener en cuenta asimismo que todo tratamiento con ajo ha de ser de larga duración, por un período mínimo de 6 meses.

PRESENTACIONES

Los dientes de ajo al natural son de bastante utilidad en el tratamiento de las infestaciones por lombrices (oxiuriasis), así como en ciertos problemas circulatorios. En esos casos la dosis será de tres a seis dientes de ajo diarios.

Jugo
Si se opta por la ingestión en forma de jugo, la dosis es de 10 a 30 gotas diarias.

Ajo seco
Las grageas o comprimidos de ajo seco son una de las presentaciones farmacéuticas más populares. En general, son buenas preparaciones porque mantienen bastante uniformemente el contenido en alicina y reducen en gran cantidad el olor a ajo, que mucha gente encuentra bastante ofensivo.

Extracto de ajo envejecido
Se prepara macerando láminas de ajo en alcohol etílico durante diez meses a la temperatura ambiente. Además de conservar una gran parte del contenido en alicina, ciertos componentes

sulfurados como la S-alilcisteína (sustancia de alto poder antioxidante) se conservan muy bien en este tipo de extractos. Es un método fácil de hacer en casa que conserva gran parte de las propiedades del ajo.

Otros preparados

- *Extractos acuosos*. Suponen también una buena preparación del ajo, ya que conservan una gran cantidad de la alicina.
- *Extracto seco*. Se puede incluir en forma de supositorios en dosis de 100 a 250 mg por unidad.
- *Tintura*. Se emplea en la prevención de accidentes cardiovasculares. Se toman desde 0,3 a 1 gramo diario.
- *Tintura madre*. Se ingieren de 40 a 50 gotas, tres veces al día.
- *Aceite esencial*. Es más útil en las enfermedades infecciosas pulmonares o intestinales. La dosis es de 10 a 20 gotas, tres veces al día.
- *Nebulizado*. La dosis es de 50-100 mg, tres veces al día.

PREPARACIONES CASERAS

Veamos seguidamente algunas preparaciones interesantes que podemos fabricar nosotros mismos en casa.

Pomada antiséptica

Para elaborarla se mezclan cuidadosamente a partes iguales vaselina y jugo de ajo.

Jarabe de ajos (fórmula académica)

- Zumo de ajo: 20 cc
- Azúcar: 80 g
- Ácido acético diluido: 20 cc
  Se tomarán de 2 a 8 cc cada vez.

Jarabe de ajos (fórmula casera)

Esta otra fórmula, más casera pero parecida a la anterior, se confecciona con 400 gramos de ajos finamente machacados. Se dispone la pasta de ajos en una botella de cuello ancho y se añade igual cantidad de vinagre y agua hasta cubrirla. Se cierra herméticamente y se agita. Se deja macerar durante cuatro días, agitando vigorosamente de una a tres veces diarias. Al cuarto día, se añade una cuarta parte de glicerina y se deja reposar otro día. Finalmente, se filtra bajo presión a través de una seda o un paño de lino, añadiendo 250 gramos de miel pura. Se puede conservar por tiempo limitado en un lugar fresco. Si se desea eliminar en parte el olor intenso del ajo, se aconseja que el vinagre se hierva previamente con 150 gramos de semillas de alcaravea e hinojo a partes iguales.

Agua de ajos

- 15-90 g de ajos pelados
- 250 cc de agua

Se machacan los ajos finamente y se ponen en un cuenco. Seguidamente, se vierte encima de ellos el agua hirviendo y se deja en maceración toda la noche. Al día siguiente se cuela con una muselina o con un papel de filtro y se embotella; es preferible no conservarlo mucho tiempo, ya que pierde progresivamente sus propiedades medicinales.

La cantidad de ajos varía en función de la edad de la persona y de la posible intolerancia estomacal que le pueda provocar el ajo. La proporción habitual para una persona adulta es de 90 gramos por cuarto de litro de agua y de 15 gramos para los niños más pequeños. Se recomienda tomar entre 100 y 250 cc al día, repartidos en ocho o diez tomas.

Conserva de jugo de ajos

Se mezcla a partes iguales el jugo de ajos con glicerina. Se puede utilizar la pasta para humedecer paños o cataplasmas y aplicar sobre las partes afectadas en caso de eccema y úlceras. Por vía interna se tomará a razón de varias cucharaditas al día, en cuyo caso es preferible el jugo de ajo recién exprimido.

«Penicilina vegetariana»

Este brebaje es muy clásico dentro de la medicina naturista y combina las propiedades terapéuticas del limón, el ajo y la cebolla. Hay que reconocer que tiene un sabor poco agradable, pero queda compensado con su alta efectividad terapéutica en los procesos infecciosos, y muy especialmente en los procesos respiratorios. La forma de preparación es muy simple, ya que se elabora machacando, hasta formar una pasta, 5 ó 6 dientes de ajo y una cebolla mediana (cruda), para posteriormente añadir el zumo de uno o dos limones y, si se encuentra muy ácido, un poco de agua. Lo mejor es tomarlo recién preparado, y de un trago, pues a pequeños sorbos todavía es más desagradable. Las personas con una sensibilidad grande en el estómago pueden presentar algo de acidez o intolerancia debido a la poderosa combinación de estos tres alimentos, ya de por sí algo fuertes por separado.

«Vino o vinagre de los cuatro ladrones»

Se deja macerar durante diez días en dos litros y medio de vinagre puro de vino, o bien de vino espirituoso, la siguiente mezcla de plantas:

En dosis de 40 g:
- Ajenjo *(Arthemisia absinthium)*
- Artemisa póntica *(Arthemisia pontica)*
- Romero *(Rosmarinus officinalis)*

- Salvia *(Salvia officinalis)*
- Menta *(Mentha piperita)*
- Ruda *(Ruta graveolens)*
- Lavanda *(Lavandula officinalis)*

En dosis de 5 g:
- Ajo *(Allium sativum)*
- Acoro *(Acorus gramineus)*
- Canela *(Cinnamomum vulgare)*
- Clavo de olor *(Eugenia caryophillata)*
- Nuez moscada *(Myristica fragans)*

Se añaden también:
- 10 g de alcanfor
- 40 g de ácido acético

Pasados los diez días, se filtra el líquido que se toma a razón de una copita diaria.

Linimento alcanforado de ajos
- 500 cc de aceite virgen de oliva de presión en frío, o bien de almendras dulces
- 15 g de alcanfor
- 250 g de ajos

Se hace una pasta fina con los ajos, a la cual se le añade el aceite y el alcanfor, dejándose en maceración durante dos o tres semanas. Pasado este tiempo se filtra cuidadosamente con una muselina o papel de filtro, exprimiendo el resto sobrante para que acabe de salir todo el jugo.

Elixir de ajos para la ateroesclerosis
- 30 dientes de ajo morado pelados
- 5 limones ecológicos

Se cortan los limones en daditos y se meten en el vaso del túrmix junto con los dientes de ajo. Se tritura y la pasta resultante se lleva a hervir en un litro de agua (sólo hasta que aparecen las primeras burbujas). Después se pasa por un tamiz y se mete el elixir en una botella, si es posible oscura, que se guarda en la nevera.

Se toma un vasito diario antes o después de la comida principal. Se realiza una cura de tres semanas, se descansa una semana y se toma durante otras tres. Esta cura se repite una vez al año. También es útil para la paradontosis y los resfriados.

PREPARACIONES COMERCIALES			
NOMBRE COMERCIAL	VÍA ADMINISTRACIÓN	CONTENIDO	POSOLOGÍA
Aceite de ajo Perlas 500 **Santiveri**	Oral	120 de 500 mg	2-4 perlas/día
Aji **Robis** Perlas	Oral	125 de 640 mg	4-6 perlas/día
Ajinol **Artesanía Agrícola**	Oral	110 de 425 mg	4 perlas/día
Ajo Arkocápsulas **Arkochim**	Oral	100 de 330 mg 200 de 330 mg 50 de 330 mg	2 cáps./12 h
Ajo de cultivo biológico controlado **Solgar**	Oral	90 de 500 mg	1-2 vegicáps./día
Ajo deshidratado Dietakes **Grupo White-Farm-Diekés-Dietbel**	Oral	40 de 400 mg	2-4 cáps./día
Ajo desodorizado **Intersa**	Oral	50 de 510 mg	2-6 cáps./día
Ajo **Edigen**	Oral	60 de 450 mg	2 cáps. 2 veces/ día
Ajo El Naturalista **ACPG**	Oral	60 de 400 mg	1 cáps./8 h
Ajo Gor **Lavigor 7000**	Oral	60 de 600 mg	2-4 perlas/día
Ajo Max Gar **Solgar**	Oral	30 de 672 mg	1 cáps./día
Ajo Med **Nutrimed**	Oral	100 de 500 mg	4-6 perlas/día
Ajo puro en perlas **Bioforce**	Oral	120 de 260 mg	2 perlas 3 veces/ día
Ajo puro **Lamberts**	Oral	90 de 500 mg	1-3 cáps./día

NOMBRE COMERCIAL	VÍA ADMINISTRACIÓN	CONTENIDO	POSOLOGÍA
Ajosol **Ynsadiet**	Oral	100 de 300 mg	1-2 cáps. 3 veces/día
Allikyol Super Fórmula **Sabinco**	Oral	60 de 300 mg	1 cáps./8 h
Allicin-Pur **Gelnature**	Oral	90 de 500 mg	1-3 perlas/día
Allinaceum CF-1 Ajo **Bellsolà**	Oral	100 de 400 mg	2-3 comp. 3 veces/día
Cápsulas Ajo 500 **Guinama**	Oral	1.000 de 500 mg 50 de 500 mg	3-4 cáps./día
Cirkuvit perlas de ajo **Diafarm**	Oral	180 de 66 mg	1 perla/8 h
Garlite **Natur-Import**	Oral	90 de 500 mg	1 vegicáps./día
Kyolic **Sabinco**	Oral	100 de 300 mg	2 comp. 2 veces/día
N.º 1-S Ajo **Soria Natural**	Oral	60 de 400 mg	2 cáps. 3 veces/día
Oikos Garlikol	Oral	120 de 400 mg	1 grag./día
Perlas ajo **Sakai**	Oral	180 de 630 mg 90 de 630 mg	2-3 perlas/día
Perlas de ajo de aroma reducido Solgar	Oral	100 de 285 mg	1 cáps./día
Perlas de ajo **Prodiet**	Oral	150 de 450 mg	2-3 perlas 3 veces/día
Sativago Forte **Ynsadiet**	Oral	50 de 490 mg	2 cáps./día

El ajo en la cocina

El ajo es un ingrediente básico en la cocina de muchos países. Se usa tanto entero como picado, rallado o en polvo, y forma parte de numerosas salsas, encurtidos y otras preparaciones. Su atractivo reside en su sabor fuerte y en que refuerza el aroma de otros alimentos. Su sabor final, que puede ser suave o intenso, depende de la forma de preparación.

Antes de cocinarlo, en la gran mayoría de ocasiones es necesario quitar la pielecilla que envuelve los dientes. Por otra parte, los expertos cocineros advierten que cuando se vayan a freír los ajos, el aceite no debe estar muy caliente, ya que en este caso adquieren un sabor demasiado intenso.

Algunas de las salsas que se elaboran con ajo son el alioli —ajo y aceite de oliva— y la ajada o «allada» —ajo y pimentón—. También es un ingrediente principal de platos típicos españoles como el ajoblanco malagueño —un tipo de gazpacho que incluye mucho ajo— y las diferentes sopas de ajo. A menudo se prepara con tomate y cebolla, mientras que el perejil fresco se añade frecuentemente para reducir el aliento a ajo.

Los ajos tiernos, disponibles en cualquier época del año, aportan un toque de sabor muy especial, de sabor menos concentrado que el ajo seco, a multitud de recetas culinarias. En cuanto a su conservación, dentro de bolsas de plástico tienen una vida útil de unos cuatro a cinco días en la nevera. Resultan deliciosos a la plancha, en salteados de verdura o de huevo junto con otros ingredientes (gambas, gulas, setas...) y en guisos.

Criterios de calidad en la compra y conservación
Los ajos de mejor calidad son los que tienen las cabezas firmes, sin brotes y con una envoltura seca. Conviene escoger las cabezas pequeñas, compactas y pesadas. Los que pesan poco puede que estén ya resecos. Los ajos blancos se conservan menos tiempo —seis meses— que los rojos, que por lo general pueden almacenarse hasta un año.

A la hora de conservarlos en casa, los ajos deben mantenerse en un lugar seco, fresco y bien ventilado, para evitar que se enmohezcan y comiencen a germinar. Se pueden colgar en la misma ristra, conservándose así hasta seis meses.

Si se opta por separar los dientes, se pueden conservar los ajos sin pelar en un bote con agujeros o pelados en un bote de cristal en el frigorífico recubiertos de aceite, que, además de conservarlos bien, confiere al aceite un sabor exquisito para componer diversos platos.

Aunque resulte extraño y no se acostumbre a hacerlo, también se pueden mantener congelados durante 2 meses aproximadamente si previamente se ha separado la piel exterior, aunque pierden buena parte de sus propiedades culinarias.

PAN TOSTADO CON AJO

La calidad del pan es muy importante a la hora de realizar unas buenas tostadas. El pan integral resulta excelente, y también los panes de pueblo, cocidos en horno de leña. Pero cualquier tipo de pan mejorará con ajo.

La forma de tostar el pan es otro de los elementos dignos de tener en cuenta. Evidentemente, lo mejor y más sabroso es hacerlo en la brasa de leña, pero en su defecto sirve la modesta tostadora. Las zonas quemadas deben rasparse, puesto que no es recomendable su consumo.

Cuando el pan está dorado y aún caliente, se frota con un diente de ajo abierto por la mitad. Un diente por tostada es una buena medida. Si se desea, seguidamente se puede poner aceite virgen de oliva.

En lo que se refiere al contenido en ajo, conviene consumirlo rápidamente, evitando de esta manera que muchos de sus compuestos volátiles e inestables desaparezcan. Una tostada de pan integral con ajo es uno de los desayunos más saludables que existen.

PATÉ DE AGUACATE Y AJO

Se aplasta el aguacate con un cubierto y se añaden cinco dientes de ajo finamente picados, o bien machacados con un mortero, y luego una pizca de sal. Finalmente se liga con un poco de aceite.

Esta pasta se utiliza para untar en el pan o como base para canapés.

La vitamina C del aguacate se oxida con mucha facilidad y ennegrece rápidamente, por lo que, si se desea que tenga un buen aspecto, se ha de consumir rápidamente después de su elaboración. Si se mantiene la pasta en contacto con el hueso del aguacate o se añade zumo de limón, se evitará su ennegrecimiento.

ALIOLI (AJIACEITE)

Mucha gente cree que la salsa alioli típica de Cataluña se elabora con huevo, lo cual no es cierto, ya que, si bien el huevo permite emulsionar mucho mejor el aceite, si se añade desvirtúa la receta convirtiéndola en una mera mayonesa con ajo.

El verdadero alioli, pues, no contiene huevo y ha de ligarse tan sólo con el ajo, la sal y el aceite. Evidentemente, contiene mucha mayor cantidad de ajo que la mayonesa, con la ventaja de que el ajo es crudo y conserva las propiedades antibióticas de la planta. En segundo lugar, tenemos el aceite. Desde un punto de vista exclusivamente gastronómico es importante utilizar un buen aceite de oliva, a ser posible virgen de presión en frío, pues así realza más el sabor conservando además todas sus interesantes vitaminas.

- 2 cabezas grandes de ajos
- sal marina
- aceite de oliva virgen extra

Se cortan los ajos pelados a rodajitas y se añaden al mortero, o bien se da un golpe de mortero a cada ajo antes de empezar a machacarlo concienzudamente. Antes de poner el aceite se añadirá la sal, y se irá trabajando con el mortero hasta conseguir una pasta fina y homogénea, momento en el cual se puede empezar a añadir el aceite lentamente, a la misma temperatura que los ajos.

Al principio el aceite se añadirá gota a gota, para que empiece a «ligar», lo cual es la parte más difícil de la receta. Cuando ha empezado a ligar, se puede añadir entonces el aceite más liberalmente, pero siempre en cantidad menor a la que estamos acostumbrados al hacer una mayonesa.

Sin embargo, el gran problema, tanto del ajiaceite como de la mayonesa, es que con frecuencia se corta. Veamos algún remedio de la abuela para que no se corte el alioli.

Cuando se empieza a añadir el aceite, si vemos que no empieza a ligar la salsa, echaremos un poco de miga de pan, que retiraremos después de que haya absorbido un poco el aceite, para volver a trabajar la salsa con el mortero e intentar que en una segunda oportunidad se produzca la emulsión del ajo con el aceite. Otro remedio tradicional es poner la sal antes de añadir el aceite y empezar a trabajar los ingredientes con el mortero.

SALSA AL PESTO

La salsa al *pesto* (albahaca) es un excelente complemento para todo tipo de pasta, y a su inconfundible sabor se une la excelencia de sus ingredientes, puesto que prácticamente todos ellos (a excepción del queso) tienen propiedades medicinales reconocidas. De hecho, en la Liguria (Italia), de donde es originaria, se utiliza para condimentar una gran variedad de alimentos, que van desde las ensaladas a las verduras hervidas o a la plancha, así como huevos, carnes y pescados. Todos ellos se benefician del aromático sabor del *pesto* italiano.

Hay quien, en lugar de albahaca, emplea menta, pero en este caso, y debido al sabor muy intenso de la menta, se ha de poner mucha menor cantidad, especialmente si ésta es fresca. En todo caso, no se trata de una salsa al *pesto,* pero también nos permite tomar una buena cantidad de ajo crudo.

- 6-9 cucharadas de hojas de albahaca recién cortada
- 6 dientes de ajo
- 75 g de piñones
- un vasito de aceite de oliva virgen de presión en frío
- 100 g de queso parmesano rallado
- sal y pimienta al gusto

La salsa se puede hacer con el mortero, al estilo del alioli, y de esta manera nos quedará una salsa más ligada y espesa, o bien en un cuenco con un prensador de ajos o un rallador para los ajos y los piñones.

Se limpian bien las hojas de albahaca, se pican o cortan muy finamente y se ponen en un cuenco; se muelen los piñones, se prensan los ajos y se añade la sal.

Cuando estos ingredientes estén bien molidos y bien mezclados se irá añadiendo el aceite muy poco a poco hasta que la salsa tome consistencia. Finalmente se añade el queso parmesano, que algunos incorporan antes que el aceite.

También se puede poner el queso en un plato aparte y servirse en el plato directamente. De esta manera (sin el queso incorporado) la conservación de la salsa es mucho más prolongada, al tiempo que aumentan sus virtudes dietéticas.

SAL DE AJO Y HIERBAS

A las personas con hipertensión generalmente se les recomienda que reduzcan de manera importante la ingesta de sal. El riesgo es que los platos queden sosos y poco apetecibles. La forma de remediarlo es recurrir a condimentos que la sustituyan. Uno de ellos es la sal de ajo y hierbas, que une las ventajas de tomar menos sal a las de tomar ajo, que, como ya sabemos, ayuda a bajar la presión arterial.

- 2 partes de sal marina o sal yodada
- 1 parte de polvo de ajo
- 1 parte de pimienta negra.
- 2 partes de hierbas provenzales

Simplemente se deben mezclar los ingredientes y utilizarlos en cualquier plato como la sal.

PURÉ DE PATATAS Y AJO

- 400 g de patatas
- 3 dientes de ajo
- 150 ml de leche
- 1 cucharada de mantequilla
- sal marina al gusto
- pimienta negra

Se hierven las patatas hasta que estén tiernas, se secan y se hacen puré mezclándolas con leche, mantequilla y sal. Se añaden los dientes de ajo y un poco de pimienta negra recién molida si se desea. Al probar el sabor, hay que tener en cuenta que el aroma del ajo se intensificará pasados unos minutos.

Este puré de patatas es un espectacular fin de comida o acompañamiento. Se puede coronar con un montoncito de hierbas frescas y/o mantequilla de ajo.

Si se desea un puré con menos sabor a ajo, sólo hay que añadir los ajos pelados al principio de la cocción de las patatas.

VINAGRETA DE AJO

- 50 ml de vinagre de manzana
- 100 ml de aceite de oliva virgen extra
- media cucharadita de sal
- una pizca de pimienta negra recién molida
- uno o más dientes de ajo, aplastados, bien picados o cortados en finas tajadas

Se mezclan los primeros cuatro ingredientes y se prueba el sabor, que debe estar equilibrado. Se ajusta si es necesario y luego se añade el ajo.

AJO COLORAO

- 500 g de patatas
- 6 pimientos verdes
- 150 g de tomate
- 50 g de cebolla
- 100 ml de aceite de oliva virgen extra
- 2 dientes de ajo
- 4 granos de cominos
- sal marina al gusto

Se cuecen las cebollas con el pimiento y las patatas en poca agua. Se machaca en el mortero el ajo con los cominos y se añaden las patatas, la cebolla y el pimiento (ya cocidos) hasta obtener una crema. Se agrega el aceite batiendo todo con un poco de agua de la cocción para aclararlo un poco.

QUESO AL AJO Y A LAS FINAS HIERBAS

- 250 g de queso blanco o requesón
- 4 dientes de ajo
- 1 cucharada de piñones o almendras
- 3 cucharaditas de finas hierbas
- una pizca de nuez moscada

Se aplasta el queso con un tenedor hasta que quede una pasta homogénea, añadiendo posteriormente la pasta de ajos y finas hierbas.

Se ponen en el mortero los ajos, con los cuales se confecciona una pasta fina, y luego se añaden las hierbas y la nuez moscada, también machacadas. Es conveniente añadir perejil fresco y plantas como tomillo, orégano, albahaca, estragón, cebollino o perifollo, según los gustos. La combinación puede ampliarse a especias como la pimienta o incluso un poco de pimentón dulce o picante si se desea un sabor algo más agresivo, en el buen sentido de la palabra.

Finalmente, se añaden los piñones o las almendras, que deben quedar cortados en pequeños trocitos, mejor que rallados, puesto que de esta manera encontraremos los tropezones en el queso, lo cual resulta más sabroso.

Se trata de un queso de consumo rápido y corta conservación, pero resulta tan fácil de preparar que se puede hacer inmediatamente antes de consumirlo. Aun así, puede conservarse varios días en el frigorífico sin problemas, puesto que el ajo tiene propiedades antibióticas y por ello también actúa como conservante.

Quizá la dificultad resida en obtener una pasta compacta y homogénea, y para ello se ha de escoger un buen queso. Si no liga el queso, podremos añadir un queso cremoso, como por ejemplo el camembert, o bien un poco de mantequilla, pero recordemos que tanto uno como la otra son muy ricos en grasa, y a veces eso no conviene.

MANTEQUILLA DE AJOS

Es bien sabido que la mantequilla contiene mucho colesterol, por lo que las personas que padezcan de exceso de colesterol, obesidad, del corazón o de otras enfermedades cardiovasculares deberán tomarla en pequeñas cantidades. Con todo, al añadir ajo podremos conseguir un sabor realmente sorprendente y reducir la nocividad de la sabrosa mantequilla.

- 120 g de mantequilla
- 2-4 dientes de ajo

Se machacan en el mortero los ajos hasta conseguir una pasta fina. Se calienta la mantequilla hasta que se funda y luego se añade la pasta de ajo removiendo sin parar hasta que la mantequilla vuelva a solidificarse (si se hace de otra manera, nos quedará posiblemente el ajo en el fondo). Una vez que comience a solidificarse otra vez, se guarda en el frigorífico.

AJOBLANCO DE MÁLAGA

El ajoblanco es una receta tradicional de la cocina mediterránea e incluye en su preparación alimentos tan representativos de esta dieta como son los frutos secos, los cereales, la fruta y el aceite de oliva.

Las almendras, en representación de los frutos secos, son fuente de proteínas vegetales y, aunque su aporte de grasa no es despreciable, ésta es de tipo monoinsaturada, beneficiosa para la salud cardiovascular. Su alto contenido en vitamina E les confiere un alto poder antioxidante, y son los frutos secos con mayor contenido en fibra.

La presencia de pan, que pertenece al grupo de los cereales, aumenta el contenido de hidratos de carbono del plato.

El aceite de oliva contribuye con su grasa a proteger la salud cardiovascular y, además, aporta vitamina E.

El delicioso sabor dulce del moscatel contrasta con los demás ingredientes y aporta un aroma delicado a la receta. En las uvas abundan diversas sustancias con reconocidas propiedades beneficiosas para la salud, tales como las antocianinas, los flavonoides y los taninos, todos con poder antioxidante.

- 75 g de almendra
- 2 dientes de ajo
- 150 g de miga de pan blanco
- 1 racimo de uvas de moscatel
- 100 g de aceite de oliva virgen extra
- 1 litro de agua
- 3 cucharadas soperas de vinagre
- sal marina

Se escaldan las almendras en agua hirviendo para quitarles la piel. Una vez peladas, se ponen dentro de un almirez con los dientes de ajo pelados y un poco de sal. Se machaca todo hasta que esté hecho una pasta fina, a la que se agrega la miga del pan mojada de antemano. Se sigue machacando hasta que todo esté bien mezclado.

Poco a poco se va echando el aceite mientras se sigue removiendo la mezcla hasta formar una pasta parecida a la mayonesa. Entonces se añade el vinagre para que se mezcle bien con la pasta. Se vierte en una sopera y se añade el agua fría lentamente, mezclándolo todo muy bien.

Por último, se añaden las uvas desgranadas y un poco de pan duro. Se termina rectificando con sal.

ENCURTIDO «COREANO» DE AJO

- 50 g de dientes de ajo sin pelar
- 250 ml de vinagre de vino blanco
- 1 litro de salsa de soja
- 200 g de azúcar

Introducir el ajo en una jarra, añadir el vinagre y el agua necesaria para cubrir totalmente el ajo. Cerrar herméticamente la jarra y dejarla en reposo durante una semana. Luego se aprovechará sólo el ajo. Por otro lado, se hierve la mezcla de salsa de soja y azúcar durante 10 minutos y se deja enfriar. Se junta la soja y el ajo en una jarra, se cierra herméticamente y se deja reposar por lo menos 3 semanas más.

Para servir, se cortan las puntas de los dientes. Si las pieles están tiernas se puede comer el diente entero. Cuanto más «joven» sea el ajo, más tierna estará la piel. Los ajos preparados de esta manera se conservan indefinidamente.

JALEA DE AJO FRESCO

- 150 g de ajo fresco, finamente cortado
- 500 ml de vinagre blanco
- 1 kg de azúcar moreno de caña integral
- 750 ml de agua mineral natural
- 2 «onzas» de pectina
- media cucharadita de aceite de oliva virgen extra

Se calienta el ajo en el vinagre en una olla destapada hasta que ha hervido a fuego lento durante 15 minutos. Luego se vierte la mezcla en una jarra de vidrio que se deja a temperatura ambiente durante 24 horas.

A continuación se pasa por un colador, apretando el ajo con una cuchara. El líquido obtenido se mezcla con vinagre si es necesario hasta obtener unos 250 ml. Se mezcla este vinagre de ajo con el agua, se añade la pectina y se remueve bien. Se pone sobre un fuego rápido y se lleva a ebullición mientras se remueve constantemente. Se añade el azúcar y se continúa removiendo hasta que la mezcla vuelve a hervir. Se añade la mantequilla y se hierve a fuego rápido durante 2 minutos exactamente. Se saca del fuego y se retira la espuma.

Se vierte la mezcla en cinco vasos y se cierra tal como indiquen las instrucciones de la pectina.

REVUELTO DE AJOS TIERNOS Y TOFU

- 1 coliflor
- 5 ajos tiernos
- 1 diente de ajo
- 250 g de tofu
- 125 g de col lombarda

- 2 zanahorias
- media cucharada de jenjibre molido
- 2 cucharadas de semillas de girasol peladas
- 2 cucharadas de aceite de sésamo
- 2 cucharadas de salsa de soja

Se corta el tofu en dados pequeños. Se agrega la salsa de soja, un diente de ajo muy picado, el jenjibre molido y el aceite de sésamo. Se cubre el bol con un trapo y se deja macerar durante una hora en un lugar fresco. Posteriormente, se corta la col en juliana muy fina, se ralla la zanahoria y se cortan los ajos tiernos. Todo ello se mezcla con el tofu adobado y se decora con las semillas de girasol.

PURÉ DE AJOS

- 5 cabezas de ajos
- hinojo
- 150 g de crema de leche espesa
- 2 limones
- sal marina
- pimienta

Envolver cada cabeza de ajo en papel de aluminio y cocerla en el horno a 180 °C durante 30 minutos. Mientras tanto, hervir en agua con un poco de sal y el zumo de un limón los bulbos de hinojo. Reducirlos a puré cuando estén a punto y añadir las cabezas de ajo, la crema de leche, el zumo del otro limón, sal y pimienta.

Servir este puré frío o tibio, acompañando un pescado hervido, asado o cocido en papillote.

4 SOPAS DE AJO

Comentario dietético

Las sopas de ajo son uno de los platos más típicos y populares de nuestra gastronomía. Para su elaboración se emplean ingredientes ricos en proteínas y grasa y, por otro lado, pan integral, fuente de hidratos de carbono complejos. La sopa se condimenta con pimentón, lo que junto al intenso sabor de sus ingredientes puede hacer posible el evitar la adición de sal a la sopa, algo que resulta útil para personas hipertensas o con problemas de retención de líquidos.

Debido a que en este plato el ajo está cocido, sometido al calor, no contiene alicina ni tiene capacidad antibiótica. Se calcula que la efectividad terapéutica del ajo cocido es una décima parte de la del ajo crudo. Aun así, supone la oportunidad de tomar una buena cantidad de ajos en un plato sabrosísimo y especialmente agradable en los días fríos.

Simple

- 2-3 cabezas de ajos, o un manojo de ajetes tiernos
- 4 cucharadas soperas de aceite de oliva
- 4-6 rebanadas de pan (mejor integral)
- 1-2 cucharaditas de pimentón dulce (optativo)
- 1 huevo (optativo)
- sal
- 1 litro de agua

Se ponen a sofreír los ajos a fuego lento, hasta que queden doraditos. Seguidamente, se añade el pan en rebanadas, haciéndolo de tal forma que éstas queden discretamente tostadas. Antes de acabar el sofrito, se añade el pimentón; nunca antes, pues de lo contrario éste se ennegrecería por efecto del calor, poniendo seguidamente el agua; cuando hierva se añade la sal al gusto y se deja hervir todo a fuego lento durante unos diez o quince minutos, hasta que el pan quede deshecho. Se toma caliente.

En los últimos tres minutos se puede añadir un huevo a la sopa. Pero entonces ya no se tratará de una sopa «depurativa», al añadir un alimento tan nutritivo como son los huevos.

Con pimientos secos
- 1 cabeza de ajos
- 2 litros de caldo de verduras
- pan seco del día anterior
- 4 pimientos rojos secos
- sal marina
- aceite de oliva virgen extra
- 2 huevos

Se rehidratan los pimientos rojos secos en agua fría. Se corta el pan en rodajas y se tuesta. Se pelan los ajos y se doran en el aceite. Se añade el pan tostado y los pimientos a la sartén, se cubren con el caldo y se deja cocer durante una hora. Los huevos se cuecen aparte y se rallan sobre la sopa justo antes de darle un hervor final.

Completa
- 50 g de seitán frito cortado a dados
- 50 g de tofu
- 4 dientes de ajo
- 100 g de pan integral seco (mejor de centeno)
- 2 huevos
- 1 cucharada de pimentón o sal marina
- 4 cucharadas de aceite de oliva

En una cazuela de barro se vierte el aceite y, una vez caliente, se agregan los dientes de ajo. Cuando empiecen a dorarse, se añade el seitán y el tofu y se sofríen los ingredientes un poco. Se añade el pan en rodajas muy finas y se fríe. Se espolvorea un poco de pimentón y se cubre con agua. Se sazona y se deja cocer durante 20 minutos. Se cuajan los huevos dentro de la sopa, bien sea en forma de huevo hilado o en trocitos cocidos, y se sirve muy caliente.

Con nueces

- 6 dientes de ajo
- 2 litros de agua o de caldo de verduras
- 100 g de pan integral o de centeno seco del día anterior
- 4 pimientos rojos secos
- 4 yemas de huevo
- 200 g de nueces peladas
- unos tallos de cebollino
- 4 cucharadas de aceite de oliva virgen extra
- sal marina

Se rehidratan los pimientos rojos secos en agua fría y con un cuchillo se raspa la piel. Se reserva la pulpa. Se corta el pan en rodajas y se tuestan en el horno a 250 °C (también se puede utilizar una simple tostadora eléctrica). Se pelan los ajos y se doran en aceite. Se añade el pan tostado y la pulpa de los pimientos. Se cubre con agua y se deja cocer una hora.

Una vez que esté cremosa la sopa de ajo, se añaden las nueces troceadas y se deja cocer todo durante 20 minutos más. En el caso de que la sopa se quede excesivamente seca, siempre se puede añadir un poco más de caldo o agua.

Se prueba el punto de sal y en el momento de servir en el cuenco o plato se añade una yema de huevo batido o entero, unos trocitos de nueces y un poco de cebollino troceado.

Se sirve caliente en cuencos individuales.

AJOS FRESCOS, HABITAS Y HUEVOS

- 2 kg de habas frescas
- 4 huevos
- 30 ajos frescos
- 1 cebolleta
- 1 tomate
- hierbabuena picada
- 1 cucharada de harina
- agua
- aceite de oliva virgen extra
- vinagre
- sal marina
- perejil picado

Se pela y se desgranan las habas y se ponen a cocer en una cazuela con agua y una pizca de sal durante 5 minutos (el caldo resultante se reservará). Se pone a pochar la cebolleta picada en una cazuela con aceite. Se limpian y pican los ajos frescos en bastones de 5 centímetros y se incorporan, rehogándolos hasta que se doren un poco. Se pela el tomate, se corta en dados y se añade a la cazuela. Se mezcla bien todo, se sazona al gusto y se agrega la hierbabuena picada y la harina. Se rehoga brevemente y se añade un poco del caldo resultante de cocer las habas junto con las habas.

En otra cazuela amplia, se lleva a ebullición agua con un chorro de vinagre. Se baja el fuego y se escalfan los huevos.

Se sirve el guiso de habas en una fuente y se colocan encima los huevos escalfados. Para el toque final, se espolvorea con perejil picado y se sirve.

Consejo: Si es temporada de habas y están a buen precio, no dudéis en comprar una gran cantidad porque, además de comerlas en el momento, también las podéis congelar. Para ello basta con escaldarlas durante un par de minutos en agua hirviendo, escurrirlas y refrescarlas. Introducir en bolsas especiales, retirar el aire, marcar claramente la fecha de envasado y congelar.

REVUELTO DE AJOS Y TEMPE

- 600 g de tempe
- 6 huevos
- 3 manojos de ajos frescos
- 1 rebanada de pan de molde
- aceite de oliva virgen extra
- sal marina
- perejil picado

Se separan las cabezas de los ajos y se confitan en una cazuela con mucho aceite a fuego lento durante 30 minutos. A continuación, se ponen en un plato y se reservan.

Por otro lado se doran los tallos troceados en una sartén y se reservan.

Se corta el seitán en láminas de menos de 1 cm de grosor, que se fríen durante 3 minutos en la sartén donde están los tallos de los ajos dorados.

En un bol se baten los huevos con perejil y sal y se vierte en la sartén donde está el seitán y se remueve todo hasta que cuaje.

Se corta la rebanada de pan de molde en triángulos y se fríe en el aceite donde se han confitado las cabezas de ajo.

El revuelto se sirve en un plato grande que se adorna con los triángulos de pan frito. Sobre éstos se colocan las cabezas de ajo confitado.

ESPAGUETIS CON ALBAHACA FRESCA Y AJO

- 300 g de espaguetis
- 350 g de tomate fresco
- 150 g de cebolla
- 5 hojas grandes de albahaca fresca
- 25 g de ajo
- 150 g de tomate frito
- 2 dl de aceite de oliva virgen extra
- sal marina

Se pone una cazuela alta con agua al fuego. Cuando comienza a hervir, se echa un puñado de sal gorda y un chorrito de aceite. En esa agua se cuecen los espaguetis por espacio de unos 5 minutos. Luego se escurren y se pasan por el chorro de agua fría.

Se escalda el tomate, se pela y se trocea la carne, quitándole el agua y las semillas, y la reservamos. Aparte se pican el ajo y la albahaca.

En una sartén se pone el ajo a rehogar y, antes de que coja color, se añade el tomate troceado. Se rehoga y a continuación se añade el tomate frito y la albahaca. Se deja que le dé un hervor y se pone al punto de sal.

Se sirven los espaguetis acompañados por esta salsa.

ARROZ CON ESPINACAS Y AJOS TIERNOS

Comentario dietético
El arroz es uno de los alimentos más representativos de nuestra gastronomía. Es rico en hidratos de carbono y apenas contiene grasa. Además, puede emplearse tanto como guarnición como para elaborar un plato por sí mismo. En este caso, el arroz es el

protagonista y se acompaña de espinacas, cebollas y ajos tiernos, todos ellos ricos en vitaminas, minerales y otros elementos salutíferos. Su presencia, además de no elevar de forma significativa el número de calorías del plato, va a aportarle un toque de color que lo hace mucho más agradable.

- 250 g de arroz tipo bomba
- media cebolla
- 250 g de espinacas frescas
- 12 ajos tiernos
- 10 ml de aceite de oliva virgen extra
- sal marina

Se calienta en una cazuela baja o en una paellera el aceite y se fríe la cebolla cortada a cuadraditos pequeños hasta que comience a amarillear.

A continuación se incorpora el arroz y el doble de cantidad de agua. Se cocina por espacio de 10 minutos y en ese momento se añaden los ajos tiernos troceados, las espinacas limpias y troceadas y se cocina otros 8 minutos más a fuego suave.

Una vez cocido el arroz, lo dejamos reposar 5 minutos fuera del fuego, tapado con un trapo de cocina.

Se sirve caliente, acompañado de unas tiras de zanahoria.

BRÓCOLI CON REFRITO DE AJOS Y PIMENTÓN

Comentario dietético
El brócoli es una verdura perteneciente a la familia de las coles con un importante contenido en sustancias con acción antioxidante, muy beneficiosas para la salud. Además, es buena fuente de diferentes vitaminas y minerales. En esta receta el brócoli se cuece y se acompaña de un sencillo refrito de ajos y aceite de

oliva, fuente de grasas insaturadas y diferentes antioxidantes como la vitamina E.

- 800 g de brócoli
- 4 cucharadas de aceite de oliva virgen extra
- 1 cucharadita de pimentón
- 2 dientes de ajo

Se limpia el brócoli y se separa en ramilletes grandes. Se pelan y filetean los dientes de ajo.

Se cuece el brócoli en una cazuela con agua hirviendo y sal. Una vez cocido, se refresca bajo el chorro de agua con cuidado de no estropearlo.

Aparte, se elabora un refrito con el ajo picado en láminas y aceite de oliva. Cuando esté cocinado el ajo, se saca la sartén del fuego, se añade el pimentón y rápidamente se utiliza para salsear el brócoli templado.

Se sirve al instante.

COLIFLOR CON FRITADA DE AJOS Y ALMENDRAS

Comentario dietético

La coliflor es un alimento de bajo valor calórico gracias a su alto contenido de agua. Además, es buena fuente de diferentes vitaminas y minerales, así como de sustancias con acción antioxidante, grandes aliadas de nuestra salud.

En esta receta, la coliflor se acompaña con una rica fritada de ajos y almendras, que, además de aportar al plato un sabor muy agradable, va a hacer que el contenido en grasas insaturadas, capaces de disminuir los niveles de colesterol en la sangre, se vea incrementado gracias a la presencia de las almendras. Sin embargo, las almendras hacen que el contenido calórico del plato se vea incrementado, por lo que conviene que las personas que estén llevando a cabo una dieta de control de peso no abusen del consumo de este tipo de acompañamientos.

Gracias a la presencia del refrito de ajo y del empleo de pimentón, puede evitarse la adición de sal para condimentar el plato, algo que resultaría útil para personas hipertensas o con problemas de retención de líquidos.

- 1 coliflor
- 2 dientes de ajos
- 200 g de almendras crudas fileteadas
- 8 cucharadas de aceite de oliva virgen extra
- 1 cucharadita de pimentón
- 1 l de agua
- sal marina

Se limpia la coliflor y se corta en ramilletes. En una cazuela u olla rápida con agua hirviendo con sal, se cocinan los ramilletes hasta que estén tiernos (en cazuela normal, unos 45 minutos; en olla rápida, unos 8 minutos a máxima presión). Cuando esté cocinada, se escurre y se reserva junto con 200 ml del caldo de cocción.

En una sartén se saltean los ajos fileteados muy finos y se agregan las almendras también fileteadas. Una vez que los ajos y las almendras estén dorados, se saca la sartén del fuego y se añade la cucharadita de pimentón, removiendo rápidamente para que no se queme.

Se vierte sobre la coliflor el medio vaso del caldo de cocción. Se da un hervor al conjunto y se pone al punto de sal. Se sirve caliente.

LASAÑA DE CALABACÍN CON AJOS TIERNOS

- Pasta de lasaña o de canelones
- 500 g de calabacines
- 4 ajos tiernos
- 1 berenjena
- 100 g de queso manchego
- 100 g de queso fresco
- 75 g de piñones
- 75 g de mantequilla
- 20 ml de aceite de oliva virgen extra
- 30 g de queso manchego rallado
- sal marina
- perejil fresco
- pimienta

Se hierve la pasta, se escurre y se extiende sobre un lienzo.

Se cortan los calabacines en rodajas y se cuecen con la mantequilla y un poquito de agua. Se tuestan los piñones y se mezclan los piñones con los calabacines y el queso fresco desmenuzado. Se salpimenta esta mezcla al gusto.

Se rehogan los ajos con la berenjena en un chorrito de aceite de oliva.

En un recipiente para el horno, se pone una capa de los calabacines preparados, una de pasta, otra de berenjena, otra de pasta, otra de calabacines. Se espolvorea con queso manchego rallado y perejil. Se hornea durante 10 minutos y se gratina antes de servir.

AJOS A LA MOGOL

- 50 ml de aceite de oliva virgen extra
- 4 dientes de ajo picados
- sal marina

La receta más sencilla del mundo para beneficiarse de los ajos: se echan los ingredientes en un platito y se dejan macerar un par de horas. Se comen untando el pan en el plato.

HELADO DE AJO

- 500 ml de leche
- 3 ó 4 dientes de ajo picados
- 1 vaina de vainilla abierta
- 1 taza de crema de leche espesa
- 300 g de azúcar
- 9 yemas de huevo

Se pone la leche, el ajo y la vainilla en un cazo y se lleva a ebullición. Se retira inmediatamente del fuego y se mezcla con la crema de leche, el azúcar y las yemas de huevo. Se caliente para hacer una crema, se deja enfriar y se pone a helar.

Epílogo

Quizá después de tanto bombardeo de datos científicos deberíamos volver a nuestros orígenes, al Mediterráneo, donde el ajo se instaló hace unos cuantos milenios, seduciendo a nuestros antepasados.

Hoy en día que tanto se habla de los poderes salutíferos de la dieta mediterránea sobre el colesterol, la arteriosclerosis y sobre la salud en general, hemos de pensar que quizá gran parte de ello sea debido al humilde ajo. La mejor manera de gozar de sus virtudes es incluyéndolo habitualmente en nuestra alimentación, en las típicas sopas de ajo, en las comidas al ajillo, en el famoso ajoblanco y en tantas y tantas recetas populares que nuestros antepasados han ido conservando de generación en generación, conservando eso que se denomina sabiduría popular y que actualmente se ha visto corroborado por la ciencia. Si nuestra salud merma o la edad lo aconseja, la ingestión de un diente de ajo en ayunas será también una sabia medida salutífera.

BIBLIOGRAFÍA

BIBLIOGRAFÍA UTILIZADA

ABDULLAH, TH., KIRKPATRICK, D. V., CARTER, J.: «Enhancement of natural killer cell activity in AIDS with garlic», *Deutsche Zeitschrifft fiír Onkologie*, 21: 52-3, 1989.

ACKERMANN, R. T. y otros. «Garlic shows promise for improving some cardiovascular risk factors», *Arch Intern Med* 2001; 161: 813-24.

AMAGASE, H. y otros. «Intake of garlic and its bioactive components». *J Nutr* 2001; 131: 955S-62S.

ANG-LEE, M. y otros. «Herbal Medicines and perioperative care». *JAMA* 2001; 286: 208-16.

ANKRI, S. y otros. «Antimicrobial properties of allicin from garlic». *Microbes Infect* 1999; 1: 125-9.

AUSTIN, S., WEISBERGER, C., PENSKY, J.: *Cancer Research,* 18, 1301-8, 1958.

BERTHOLD, H. K. y otros. «Effect of a garlic oil preparation on serum lipoproteins and cholesterol metabolism: a randomized controlled trial». *JAMA* 1998; 279: 1900-2.

BLUMENTHAL, M.: *Herbal Medicine, Expanded Commission E Monographs*, 1st ed. Austin: American Botanical Council; 2000.

BRAVERMAN, E. R., PFEIFFER, C. C.: *The Healing Nutrients Within,* New Canaan, Conn. Keats Publishing Co., 1987.

BRINKER, F. «Herb Contraindications and Drug Interactions», 2nd ed. Sandy (OR): Eclectic Med Publications; 1998.

CAVALLITO, C., BAYLEY: *Journal of American Chemical Society,* 1950, 1948, y (68), 489, 1946.

DELAHA, E. C., y otros: «Inhibition of mycrobacteria by garlic extract», *Antimicrob. Agents Chemother* 27(4): 485-6, 1985.

DIRSCH V. M. y otros. «Effect of allicin and ajoene, two compounds of garlic, on inducible nitric oxide synthase». *Atherosclerosis* 1998; 139: 333-9.

FLEISCHAUER, A.T. y otros. «Garlic consumption and cancer prevention: meta-analyses of colorectal and stomach cancers». *Am J Clin Nutr* 2000; 72: 1047-52.

FRONTLING, R. A., BULNER, G. S.: «In vitro effect of aqueous extract of garlic in the growth and viability of Criptococcus neoformans», *Mycopathologia* 70: 397-405, 1978.

HIRSCH, K. y otros. «Effect of purified allicin, the major ingredient in freshly crushed garlic, on cancer cell proliferation». *Nutr Cancer* 2000; 38: 245-54.

HODGE, G. y otros. «Allium sativum (garlic) suppresses leukocyte inflammatory cytokine production in vitro: potential therapeutic use in the treatment of inflammatory bowel disease». *Cytometry* 2002; 48: 209-15.

HUNAN MEDICAL COLLEGE OF CHINA: «Garlic in cryptococcal meningitis», *Chino Med. J.* 93: 123, 1980.

IMAI, J., IDE, N., NAGAE, S., MORIGUCHI, T., MATSUURA, H., ITAKURA, Y.: «Antioxidant and radical scavenging effects of aged garlic extract and its constituents», *Planta Med.,* vol. 60, 1994, 417-20.

ISAACSOHN, J. L. y otros. «Garlic powder and plasma lipids and lipoproteins: a multicenter, randomized, placebo-controlled trial». *Arch Inter Med* 1998; 158: 1189-94.

ISSELS, R. D., y otros: «Promotion of cystine uptake and its utilization for glutthione biosynthesis induced by cysteamine and N-acetylcysteine», *Biochem. Pharmacol.* 37: 881, 1988.

JAIN, A.K. y otros. «Can garlic reduce levels of serum lipids? A controlled clinical study». *Am J Med* 1993; 94: 632-5.

JAMES, J. S.: *AIDS Treatment News,* número 88, 6 de octubre, 1989.

JARSTRAND, C., y otros: «Glutathione and HIV infection. Letter», *Lancet* 1: 234-36, 1990.

KALEBIC, T., y otros: «Supression of human inmunodeficiency virus expression in chronically infected monocytic cells by glutathione ester, and N-acetyl-cysteine», *Proc. Nat. Acad. Sd. USA* 88: 986-90, 1991.

KANNAR, D. y otros. «Hypocholesterolemic effect of an enteric coated garlic supplement». *J Am Coll Nutr* 2001; 20: 225-31.

KIM, J. A., y otros: «Topical use of N-acetylcysteine for reduction of skin reaction to radiation therapy», *Semino Oncol.* 10 (Supl. 1): 86-88, 1983.

LEVY, L., VREDEVOE, D. L.: «The effect of N-acetylcysteine on cyclophosphamide inmunoregulation and antitumor activity», *Semin. Oncol.* 10 (Supl. 1): 7-16, 1983.

MILLER, L. E, RUMACK, B. H.: «Clinical safety of high oral doses of acetylcysteine», *Semin. Oncol.* 10 (Supl. 1): 76-85, 1983.

MILLMAN, M., y otros: «Use of acetylcysteine in bronchial asthma-another look», *Ann. Allergy* 54 (4): 29496, 1985.

MYERS, C., y otros: «A randomized controlled trial assessing the prevention of doxorubicin cardiomyopathy by N-acetyl-cysteine», *Semin. Oncol.* 10: 53-5, 1983.

NEWALL, C. A. y otros. «Herbal Medicines: A Guide for Health Care Professionals». London: Pharmaceutical Press; 1996.

NOVIKOVA, M. A., LEVI, J. S., KHORILOV, A. S.: *Antibiotiki,* N. 4 (118), 41, 1957.

PALERMO, M. S., y otros: «Inmunomodulation exerted by ci-
clophosphamide is not interfered by N-acetylcysteine», *Int.
J. Inmunopharmacol.* 8 (6): 651-55, 1986.

PEDRAZA-CHAVERRI, J. y otros. «Garlic prevents hypertension
induced by chronic inhibition of nitric oxide synthesis». *Life
Sci* 1998; 62: 71-7.

PISCITELLI, S.C. y otros. «The effect of garlic supplements on
the pharmacokinetics of saquinavir». *Clin Infect.Dis.* 2002;
34: 234-8.

QURESHI, A. A. y otros. «Suppression of avian hepatic lipid metabolism by solvent extracts of garlic: impact on serum lipids». *J Nutr* 1983; 113: 1746-55.

ROSE, K. D. y otros. «Spontaneous spina epidural hematoma
with associated platelet dysfunction from excessive garlic in-
gestion: a case report». *Neurosurgery* 1990; 26: 880-2.

SAEZ, G., y otros: «The production of free radicals during the
auto-oxidation of cysteine and their effect on isolated rat he-
patocytes», *Biochim. Biophys. Acta* 719: 24, 1982.

SATO, T., MIYATA, G. «The nutraceutical benefit, part IV: garlic». *Nutrition* 2000; 16: 787-8.

SCHMITI-GRAFF, A., SCHEULEN, M. E.: «Prevention of adriamy-
cin cardiotoxicity by niacin, isocitrate or N-acetylcysteine in
mice», *Pathol. Res. Pract.* 181 (2): 168-74, 1986.

SILAGY, C. A. y otros. «A meta-analysis of the effect of garlic on
blood pressure». *J Hypertension* 1994; 12: 463-8.

SILGAY, C., NEIL, A.: «Garlic as a lipid lowering agent, a meta-
analysis», *Iour. Royal. College Physicians,* vol. 28, (1), ene-
ro/febrero 1994, 2-8.

SONG, K., MILNER, J. A. «The influence of heating on the anti-
cancer properties of garlic». *J Nutrition* 2001; 131: 1054S-7S.

STEVINSON, C. y otros. «Garlic for treating hypercholesterole-
mia: a meta-analysis of randomized clinical trials». *Ann Intern Med* 2000; 133: 420-9.

Tsai, Y., y otros: «Antiviral properties of garlic: In vitro effects on influenza B, herpes simplex I, and coxsackie viruses», *Planta Médica* 5: 460-1, 1985.

Tyler, V.: *Herbs of Choice, the Therapeutical Use of Phytomedicinals*. Binghamto Pharmaceutical Press; 1994.

Watson, R. A.: «Ifosfamide, chemotherapy with new promise and new problems for the urologist», *Urology* 24 (5): 465-68, 1984.

BIBLIOGRAFÍA RECOMENDADA

Ams, Marc: *Así cura el ajo,* Broams, 1994.

Heinerman, J.: *El ajo y sus propiedades curativas,* Paidós, 1995.

López Larramendi, J. L.: *El ajo,* Edaf, 1989.

Martínez Llopis: *El libro del ajo,* Mondadori, 1988.

* Los tres últimos libros incluyen recetas con carne y pescado.

SOBRE EL AUTOR

JOSEP LLUÍS BERDONCES es doctor en Medicina y diplomado europeo en Fitoterapia y Plantas Medicinales por la Universidad de Montpellier. Ha publicado numerosos artículos sobre medicina alternativa en revistas de España, Alemania, Francia, Estados Unidos y Argentina, además de colaborar asiduamente en las revistas *Integral* y *CuerpoMente*.